Optimiza tu metabolismo

Isabel Belaustegui es licenciada en Medicina y Cirugía por la Universidad Autónoma de Madrid, especialista en Anatomía Patológica y máster en Terapia Neural por la Universidad de Barcelona.

Tras un periodo de formación asistencial e investigación clínica en el departamento de Anatomía Patológica del Hospital Universitario Marqués de Valdecilla de Santander, decidió profundizar en el estudio del impacto de la nutrición y el estilo de vida en la salud, lo que la llevó a formarse en Medicina Integrativa.

Durante más de quince años ha compaginado el trabajo en su consulta privada con la participación en conferencias, congresos, cursos y seminarios y con la colaboración en los medios de comunicación (radio y prensa escrita). Desde 2020 se dedica en exclusiva a la divulgación a treves de conferencias, redes sociales y sus libros. Es autora de *La magia del ayuno* (Integral, 2021) y *La dieta del metabolismo saludable* (Grijalbo, 2025).

Puedes seguir a la autora en su cuenta de Instagram:
🔲 isabelaustegui

ISABEL BELAUSTEGUI

Optimiza tu metabolismo

Recupera tu flexibilidad metabólica,
mejora la salud y pierde peso

DEBOLS!LLO

Papel certificado por el Forest Stewardship Council®

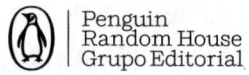

Febrero de 2026

© 2024, Isabel Belaustegui Trías
© 2024, 2026, Penguin Random House Grupo Editorial, S. A. U.
Travessera de Gràcia, 47-49. 08021 Barcelona
Diseño de la cubierta: Penguin Random House Grupo Editorial

Printed in Spain – Impreso en España

ISBN: 978-84-663-9041-5
Depósito legal: B-21.383-2025

Compuesto en M. I. Maquetación, S. L.
Impreso en Liberdúplex
Sant Llorenç d'Hortons (Barcelona)

P 3 9 0 4 1 5

Lo esencial es invisible a los ojos.

ANTOINE DE SAINT-EXUPÉRY,
El Principito

Índice

Presentación

Hay imágenes que se nos graban para siempre en la memoria. Tienen algo que nos impresiona de un modo especial. En mi caso, una de ellas es aquel *spagat* legendario de Jean-Claude Van Damme suspendido en el aire entre dos camiones en marcha. Cada vez que hablo de cómo optimizar el metabolismo, me viene a la cabeza.

Tenemos una flexibilidad aún más impresionante que ésa, la llamada «flexibilidad metabólica», que nos permite recurrir a una fuente de combustible u otra según las circunstancias. ¿Que hemos comido carbohidratos (frutas, verduras, cereales…)? Usaremos la glucosa como combustible. ¿Que han sido grasas (aceitunas, frutos secos, mantequilla, aceite de coco…)? Utilizaremos los ácidos grasos. ¿Que estamos en ayunas? ¡Pues quemaremos los depósitos energéticos que tenemos como reserva!

Esto nos permite tener siempre batería, ser resistentes física y mentalmente y poder enfrentarnos a momentos de escasez. Además, y esto es importantísimo, nos permite librarnos de los kilos de más, controlar la inflamación y protegernos frente a enfermedades tan graves como la diabetes tipo 2 o el cáncer.

Las personas con buena flexibilidad metabólica gozan de más salud global y tienen mayor sensación de bienestar y mejor aspecto físico. Y no es exclusiva de unos pocos elegidos. Todos disponemos de esta capacidad. Gracias a un exquisito entramado compuesto por moléculas, hormonas, receptores celulares, vías de transporte, mitocondrias y hasta tejidos y órganos, somos flexibles por naturaleza. Tenemos este don para amoldarnos a las circunstancias cambiantes del día a día y dar lo mejor de nosotros mismos.

El problema es que la alimentación y el estilo de vida modernos nos han anquilosado. Por eso, o comemos cada pocas horas o caemos en un estado de debilidad, niebla mental e incluso malhumor o irritabilidad; no logramos librarnos de esos michelines que parecen resistentes a todo por mucho que nos esforcemos; tenemos antojos de dulce; parece que la comida nos controla en lugar de controlarla nosotros a ella; nos dan bajones durante el ejercicio y empiezan a aparecer problemas que suelen asociarse con la edad... Pero ¡¡¡no somos tan mayores!!!

La buena noticia es que la flexibilidad metabólica también se entrena. Con la dieta, el ejercicio físico y el descanso, podemos recuperar la flexibilidad metabólica perdida. ¡Y eso es muy valioso!

Del mismo modo que trabajar la flexibilidad física nos permite evitar una mala caída o algo tan sencillo como atarnos los cordones o agacharnos con facilidad a recoger algo del suelo y nos da ese porte de plasticidad natural y funcionalidad (sin tener que llegar al nivel de los *spagats* aéreos), cultivar la flexibilidad metabólica nos ayuda a fluir con los cambios constantes del día a día: controlar el hambre, tener energía, pensar con claridad, gestionar las emociones y envejecer con éxito.

La flexibilidad metabólica hace real nuestro mejor potencial.

1

El Qué

FLEXIBLES POR NATURALEZA

Origen genético-evolutivo de la flexibilidad: *feast & fast*

Podríamos decir que el ser humano es resiliente por naturaleza. Tenemos una gran capacidad de adaptación que nos permite no sólo sobrevivir a la adversidad, sino ir más allá y mejorar gracias a ella. A través de una compleja secuencia de adaptaciones químicas y cambios en la expresión de nuestros genes, todo ello orquestado a la perfección, moldeamos nuestra naturaleza.

Un claro ejemplo de ello es lo que ha sucedido a lo largo de los últimos siete millones de años. Nos hemos transformado —¡a ojos vista!— desde aquel ocurrente mono que fuimos al humano que somos hoy. Como respuesta a las necesidades y las variaciones constantes del ecosistema, nuestro cuerpo ha ido cambiando. Hemos vivido una reorganización completa del esqueleto, de la cabeza a los pies, literalmente. El cráneo, el tronco, la pelvis, las extremidades y los dedos hasta los dientes o los labios han cambiado para optimizar la supervivencia.

Hemos ido ajustando la postura, la forma de desplazarnos o cómo manipulamos los objetos. Hemos logrado incorporar alimentos nuevos a la dieta, relacionarnos de una forma distinta, ampliar la capacidad de pensamiento e incluso elevar la mirada a las estrellas y preguntarnos qué hay más allá.

Y el laboratorio interno no ha sido menos plástico.

Como respuesta a las condiciones cambiantes del entorno, el metabolismo ha evolucionado durante miles de años para poder funcionar perfectamente en sus distintos estados: escasez y abundancia, reposo y actividad, confort y adversidad. Como prendida de un péndulo, la biología humana ha progresado, amoldándose a fluctuaciones dramáticas en el aporte y la demanda de energía.

Lidiar con esos cambios constantes entrenó nuestra capacidad para dirigir el metabolismo energético hacia un óptimo uso y el almacenamiento de sustrato en los periodos de excedente de comida (*feast*), una impecable selección de recursos en momentos de hambruna (*fast*) y la adaptación física tanto al descanso como a la necesidad de acción.

Somos capaces de andar por esos dos caminos. Así pudimos mantener niveles estables de energía con una o dos ingestas al día, quemar las reservas como fuente de combustible si no había nada que llevarse a la boca o aguzar el ingenio para encontrar sustento. Y también todo lo contrario: disfrutar de festines sin enfermar, aceptar felices nuestros kilos de más como garantía de supervivencia (ese superávit de energía para los venideros momentos de dificultad), soportar el frío, pasar noches en vela o dormir en paz.

Por fuera y por dentro, somos el resultado del diseño genético-evolutivo que hemos adoptado a lo largo de los millones de años de presencia sobre la faz de la tierra.

La impronta que esto ha dejado es esa flexibilidad metabólica que resulta de la acción de cientos de enzimas, rutas metabólicas y mitocondrias dirigidas por la batuta de decenas de señales químicas hormonales, todo eso que no se ve pero que está actuando constantemente para permitirnos ser.

EN QUÉ NOS HEMOS CONVERTIDO

Somos herederos de ese bagaje ancestral. Gracias a la capacidad de acondicionamiento que desarrollaron nuestros antepasados, sobrevivimos en aquel entorno hostil y cambiante, y es a lo que estamos más adaptados. Sin embargo, el escenario se ha transformado de forma radical. Vivimos tiempos de abundancia… Y estamos pagando por ello.

Dieta y estilo de vida modernos

Muchas enfermedades actuales son el resultado de una falta de sincronización entre nuestro diseño genético-evolutivo y el uso que le damos: las leyes de la fisiología y la bioquímica casi no han variado en miles de años, y seguimos cargando con una caja de herramientas propia del Paleolítico.

Hacer cinco ingestas al día, la cultura de los tentempiés, levantarnos en mitad de la noche a comer helado, tomar refrescos o permitirnos otros caprichos cotidianos son una auténtica novedad en una historia humana plagada de calamidades. Y no sólo son algo nuevo, sino también dañino para nuestra refinada máquina de obtener energía.

Comemos y vivimos de un modo que choca frontalmente

con aquella optimización metabólica. Por un lado, hoy tenemos acceso continuo a los alimentos. ¡Bendita novedad! Se acabaron las hambrunas, la escasez de comida y la obligatoriedad de ayunar sí o sí. El problema es que esta abundancia tiene doble cara: a la vez que podemos alimentarnos mejor, desatendemos esa parte del metabolismo entrenada para exprimir los recursos, resetear la mitocondria y reciclar las células envejecidas o dañadas, que tiene lugar cuando hacemos una pausa. Y surgen problemas de salud relacionados con esto, como la enfermedad cardiovascular o el envejecimiento precoz.

Por otro lado, seguimos una alimentación basada en carbohidratos, no en los alimentos que nos hicieron medrar, como las grasas y las proteínas. Hace unas décadas, en los años sesenta, las recomendaciones dietéticas oficiales dieron un giro de ciento ochenta grados. Basándose en la idea de que el azúcar es el combustible favorito del organismo y en la hipótesis que señala a los lípidos como la causa de las enfermedades cardiovasculares, se estableció que la dieta humana debía apoyarse principalmente en los carbohidratos y olvidarse de las grasas. Es lo que representa la famosa pirámide de la alimentación, con el pan, la pasta, las galletas, los cereales del desayuno, el arroz, las patatas, etc., en la base (es decir, para comer varias veces al día), seguidos de cerca por las frutas y las verduras. Y las proteínas de origen animal y las grasas en el vértice (para comer con precaución).

Se esperaba que esto mejorase la salud general, pero ¡sorpresa! Las cifras de obesidad y diabetes no han hecho más que aumentar desde entonces. La elevación repetida (y más o menos brusca) de la glucosa en la sangre derivada de la ingesta de estos alimentos satura la estructura de control hormonal y asfixia el sistema. De tanto utilizar una sola de las vías de obtención de energía y obviar la otra (la glucosa a expensas de la grasa), nos privamos de la flexibilidad metabólica, tan necesaria para la salud.

Otro elemento diferencial de estos tiempos modernos viene de la mano de la industrialización de los alimentos. En un breve lapso han surgido muchísimas sustancias nuevas que mejoran su durabilidad y los hacen más palatables, como los aceites refinados, los edulcorantes artificiales, las grasas hidrogenadas, las harinas ultrarrefinadas o los potenciadores del sabor, por ejemplo. Son sustancias para las que no estamos adaptados a nivel metabólico y somos incapaces de manejarlas. ¿Resultado? Más diabetes, enfermedad cardiovascular y envejecimiento prematuro, además de alteraciones de la inmunidad y algunos tipos de cáncer.

Por otra parte, aunque sucede de forma sutil, más por falta de costumbre que por incompatibilidad, encontramos en nuestra mesa alimentos nuevos. Gracias a la globalización, tenemos acceso a productos de lugares lejanos en cualquier momento del año. ¡Qué delicia comer papaya en el norte de Europa en pleno invierno! Sí, pero ¿qué precio pagamos por ello? Nos desconectamos de nuestra adaptación natural al aquí y ahora y nos debilitamos un poquito: sentimos más frío, nos volvemos más propensos a los resfriados, interferimos en el equilibrio de la microbiota...

El estilo de vida también nos está afectando. Nos hemos apartado de la naturaleza, pasamos la mayor parte del tiempo sentados, protegidos en un espacio interior (la casa, la oficina, el colegio, el hospital), a resguardo de la exposición al frío y otras adversidades del medio. Y, cuando sentimos una amenaza —que hoy en día puede tomar la forma de un jefe agresivo, una pareja enfadada o un susto con el coche—, contenemos el estrés. Y repetimos y repetimos sin dar salida a ese cóctel hormonal de la respuesta primaria de ataque o huida propia de nuestro sistema básico de supervivencia.

El cortisol liberado y acumulado que se asocia al estrés daña los tejidos y deteriora las neuronas: más enfermedad cardiovascular, cáncer y trastornos neurodegenerativos.

Vivimos una auténtica epidemia de falta de salud, con las enfermedades metabólicas y la inflamación descontrolada ocupando los primeros puestos en una larga lista de afecciones. Estamos enfermando de exceso de peso, de diabetes, del corazón y de cáncer por todo ello.

¿En qué mundo queremos vivir?

En nuestro mundo desarrollado se estima que más del 70 por ciento de la población tiene exceso de peso, una de cada diez personas desarrolla *Diabetes mellitus*, el cáncer afecta a una de cada cinco… Las cifras de enfermedades autoinmunes se están disparando; un tercio de la población mundial tiene algún tipo de alergia y las enfermedades cardiovasculares son la primera causa de muerte… Una de cada cinco personas tiene problemas de esterilidad o impotencia, la depresión es la principal causa de discapacidad laboral, a uno o dos (según las estadísticas) de cada diez niños se les diagnostica trastorno de déficit de atención e hiperactividad… Y es probable que el alzhéimer afecte a cien millones de personas en el año 2050.

Puede resultar un panorama descorazonador. A la vez, es muy ilustrativo. Conocer estas cifras nos permite descubrir el mapa del territorio en el que nos encontramos y, desde ahí, elegir hacia dónde queremos dirigir nuestros pasos. Lo que esos datos nos están diciendo es que así no vamos bien. Sea lo que sea que estamos haciendo, no es lo óptimo para nuestra salud y nuestro bienestar.

La enfermedad no se produce porque sí. En el cuidado de la salud, todas y cada una de las personas tenemos una gran capacidad de acción.

En todos esos trastornos, por ejemplo, la alimentación, el ejercicio físico y el estilo de vida han mostrado ejercer un efecto terapéutico. ¿Cuánto podrán descender las cifras de estas enfermedades si nos aplicamos cada día?

Ya lo sugerían los médicos de la Antigüedad, como Hipócrates, el padre de la medicina. Encontraban en la alimentación, el descanso y el contacto con la naturaleza los pilares fundamentales de los tratamientos. Sabían que había que incluir esos cuidados en sus prescripciones para obtener buenos resultados.

Ahora, gracias al avance científico y tecnológico, podemos haber encontrado la clave de su éxito.

El conocimiento existente revela que la falta de flexibilidad metabólica subyace a los cambios propios de la enfermedad metabólica y la inflamación descontrolada, que a su vez constituyen la base de la mayoría de las enfermedades crónicas de la actualidad.

Esa casi continua ingesta de alimentos —además, calóricos y procesados—, el aluvión de carbohidratos y la incorporación de sustancias lesivas para las rutas metabólicas y las redes mitocondriales en combinación con la inactividad física y el estrés alteran la correcta captación de nutrientes, su transporte a las células, la actividad de la mitocondria y el equilibrio energético.

Toda la cascada de reacciones complejas y entrelazadas propias de la flexibilidad metabólica se ve comprometida. Y eso no sólo se traduce en una falta de energía, sino también, y de manera preocupante, en un secuestro de la salud.

Con nuestros hábitos actuales, hemos desatendido esa plasticidad que nos permitió sobrevivir y mejorar. Y eso se refleja en forma de numerosas enfermedades que conocemos, por desgracia, bastante bien. Pero sigue en nosotros. No la hemos perdido. ¡No es un camino sin retorno!

Con atención y ajustes reales que están a nuestro alcance, podemos recuperar la flexibilidad metabólica perdida y, con ello, la salud global para dar lo mejor a todos los niveles: físico, mental y emocional. La flexibilidad metabólica nos hizo prosperar. La falta de flexibilidad metabólica nos está enfermando…

Ahora que ya sabemos todo lo que podemos hacer, ¿qué elegimos? ¿Cuál es el mundo en el queremos vivir?

DOS RUTAS PARA LA VIDA

Estamos optimizados para generar energía y emplearla en el desempeño de todas nuestras funciones vitales. También para guardar el excedente como reserva en momentos de carencia.

Para ello contamos, básicamente, con dos tipos de combustible.

¿Diésel o gasolina?

Hace más de trescientos años se estableció esta imagen, y todavía hoy se nos describe así: en la era del cuerpo-máquina, se nos comparó con un mecano. René Descartes, el gran matemático y filósofo francés del siglo XVII, propuso la idea de que el ser humano es una especie de autómata constituido por piezas diversas bien ensambladas cuya reparación no requiere más que el reemplazo de las partes dañadas por otras nuevas.

Aunque está claro que somos más que eso —y que la visión oriental de la naturaleza humana se acerca más a la realidad, con un enfoque integral que nos compara con un delicado jardín—, el concepto «persona-máquina» sigue siendo útil para comprender algunos aspectos complejos de nuestra biología, como son, por ejemplo, el metabolismo y la implicación de la flexibilidad metabólica en la salud.

Desde este punto de vista, somos máquinas de generar energía de la que nos valemos para realizar multitud de funciones vitales. Necesitamos combustible para crecer, desarrollarnos, movernos, relacionarnos, reproducirnos, pensar, crear, trabajar... Incluso para llevar a cabo los procesos de obtención de energía, como respirar, comer, beber y absorber nutrientes.

Quizá si Descartes viviera hoy, en este siglo XXI, la era de la movilidad, nos compararía con un coche. ¡Nos parecemos tanto desde un punto de vista material...! Tenemos un motor, un sistema de tracción, un armazón protector, un habitáculo interno, un sistema de distribución de fluidos...

Y, probablemente, en su visión cartesiana de la vida, se echaría las manos a la cabeza con lo ilógicos que parecemos ser. ¿Cómo es posible que rellenemos el depósito del automóvil con el carburante adecuado y no hagamos lo mismo con el combustible de este otro vehículo, único, insustituible, que es nuestro valioso cuerpo? Es conocido hasta por los más inexpertos que si echamos diésel en un coche de gasolina el motor arrancará, pero se detendrá poco después. O, peor, si repostamos gasolina en un coche diésel, arrancará, circulará (emitiendo ruidos extraños) y al final se parará, y casi con total seguridad se verán gravemente afectados algunos sistemas internos que habrá que renovar.

Tenemos claro que hay que respetar las características de nuestro coche. La pregunta entonces es: ¿por qué no hacemos lo mismo con nuestro cuerpo? Si no nos damos el combustible adecuado, no sólo funcionaremos de una manera limitada o defectuosa; con el tiempo, sufriremos los inconvenientes de esa disonancia en forma de algún tipo de enfermedad. E, igual que el coche se para, tendremos que hacer lo mismo al ver comprometida nuestra vida y nuestro bienestar.

Necesitamos el combustible adecuado para vivir y desplegar nuestro máximo potencial.

¿Una hoguera de papel o de madera?

Si pudiéramos mirar bien en nuestro interior (¡y con lupas de mucho aumento!) veríamos que, recorriendo todo nuestro cuerpo, se encuentra una exquisita red de trabajo constituida por miles de centrales energéticas microscópicas. Son las mitocondrias, el espacio de la célula donde se produce la quema del combustible. O, si fuéramos el coche de Descartes, los cilindros.

En cada una de las mitocondrias de todos nuestros tejidos y órganos (el corazón, el pulmón, el intestino, el músculo, etc.) arde una pequeña hoguera para generar la energía que necesita para funcionar. Gracias al trabajo incesante de la mitocondria, podemos bombear sangre, respirar, digerir y caminar.

Pero, de nuevo, no vale cualquier combustible. O no siempre de la misma manera. ¿Qué pasa cuando utilizamos papel para encender un fuego? La llama prende al momento, como si fuera un fogonazo. Enseguida tenemos luz y podemos calentarnos, pero sólo durante unos segundos. Al poco tiempo desde que empieza a arder, una llama de papel se apaga. Podemos decir que es energía para un instante.

Si no tenemos tanta prisa, nos interesa más recurrir a la madera. Es energía lenta. Los leños tardan en prender, pero el fuego que generan es duradero. Dispondremos de luz y calor durante más tiempo.

Existe una tercera opción, aunque a nadie se le ocurriría recurrir a ella a no ser que fuera una auténtica emergencia. En un caso extremo, a falta de otra cosa, podríamos quemar neumáticos. Haríamos una gran hoguera, con bastante luz y calor, pero a costa de generar un residuo muy tóxico y malgastar un recurso muy caro. No es la mejor opción ni la más eficiente, aunque en ciertas circunstancias puede ser la única solución.

Algo similar sucede en nuestro interior con los tres tipos de combustible de los que dispone el cuerpo:

- La **glucosa de los carbohidratos:** el pan, la pasta, las galletas, la pizza, el azúcar, la fruta…

- La **grasa:** las aceitunas, los aguacates, el aceite de oliva, los frutos secos, las semillas…

- Las **proteínas:** la carne, el pescado, los huevos y las legumbres.

Todos los alimentos energéticos (carbohidratos, grasas y proteínas) se queman en el interior de las células para, durante el proceso, liberar distintas cantidades de energía.

Usamos la glucosa para obtener energía de rápido acceso con facilidad, como si fuera el papel de la hoguera. La grasa, para conseguir energía estable, incluso en ayunas, como los leños de madera. Y la proteína cuando no queda más remedio, pues, como sucede con los neumáticos, en el cuerpo es un elemento destinado a otros fines, y su utilización como fuente de energía no es más que un desproporcionado uso de los recursos.

En cada una de las células de nuestro cuerpo, mediante la activación de distintas cascadas de reacciones químicas, la mitocondria pone en marcha la maquinaria necesaria y prepara la chimenea para emplear el combustible disponible más adecuado con el objetivo de conseguir energía eficiente y limpia.

Es lo que sucede sin cesar en todos esos miles de hogueritas activas repartidas a lo largo y ancho del cuerpo.

El supercombustible

Contamos entonces con dos opciones para obtener energía de una forma saludable: el empleo de la glucosa y el de las grasas. Cada una de ellas es una ruta única trazada por la secuencia específica de reacciones químicas propias de cada nutriente. Todas estas reacciones son coordinadas y reguladas por mediadores propios.

Se trata de dos caminos alternativos. Tomamos uno u otro según las circunstancias de cada momento: qué necesitamos, qué sustrato está disponible, qué maquinaria se pone en marcha, qué hormonas dan la señal… Son la vía de la glucosa y la de la grasa.

La glucosa es una forma de azúcar que podemos encontrar en los alimentos ricos en carbohidratos: frutas, miel, cereales, verduras, hortalizas y algas. Es uno de los sustratos favoritos de las células humanas para obtener energía.

Por cada gramo de glucosa que quemamos, obtenemos 4 kcal (kilocalorías, que es el nombre que reciben las unidades de energía) que podemos emplear en forma de combustible o guardarlas para momentos de escasez.

La forma de almacenar la glucosa de reserva se conoce como «glucógeno», una especie de paquetes de moléculas de glucosa unidas entre sí que alojamos en el hígado y los músculos para su uso posterior. ¡No podemos desperdiciar la energía! Por eso conservamos la glucosa extra en forma de glucógeno. Y, cuando sobrepasamos la capacidad de almacenamiento de glucógeno en estos órganos, convertimos el excedente en grasa y lo atesoramos así en las células del hígado y en un nuevo lugar: el tejido adiposo.

El tejido adiposo es lo que conocemos vulgarmente como «grasa corporal». Lo encontramos bajo la piel —en especial, en los brazos, las caderas, los muslos, el abdomen o los rollitos de la zona lumbar— y rodeando los órganos internos (el corazón o los riñones, por ejemplo).

Para esta forma de ahorro en el tejido adiposo, no hay límites. Podemos guardar todo el que queramos para nuestra supervivencia y —¡mis disculpas!— para el disgusto de quienes luchan contra los michelines.

Aunque las personas que se esfuerzan por perder los kilos de más y esa grasa resistente a todo pueden sentir escalofríos al enterarse, esta energía de repuesto ilimitada en forma de grasa es positiva: es la ventaja evolutiva que nos hizo sobrevivir, el legado metabólico de nuestros ancestros entrenados para superar la hambruna.

Fat is your friend! La grasa es la protagonista de la segunda vía. Casi todas las células del organismo (los glóbulos rojos son la única excepción) pueden usar las grasas con fines energéticos. Y es más eficiente que la glucosa: por cada gramo de grasa, obtenemos 9 kcal de energía. La grasa corporal es nuestra aliada.

Cuando estamos en ayunas, la grasa almacenada en el tejido adiposo es reclamada para suministrar energía en algún punto del organismo. Lo mismo ocurre cuando, en lugar de comer alimentos ricos en carbohidratos, tomamos grasas saludables (frutos secos, semillas, aguacates, aceitunas, aceite de oliva, aceite de coco, mantequilla ecológica, *ghee*, etc.). Aunque pueda parecer imposible, comer grasa quema grasa. El secreto radica en la respuesta hormonal desencadenada por la ingesta.

La clave para activar el metabolismo de las grasas es disponer de niveles bajos de insulina en la sangre. La insulina es una hormona liberada por el páncreas como respuesta a la ingesta de alimentos —en particular, ricos en carbohidratos— que tiene la función de facilitar la entrada de glucosa al interior de las células.

Cada vez que comemos, se libera insulina. Sobre todo, cada vez que comemos carbohidratos y proteínas. La ingesta de grasas mantiene bajos los niveles de insulina. Y los niveles bajos de insulina permiten quemar grasas para obtener energía. Por eso, «la grasa quema grasa».

Con la glucosa ocurre lo contrario. Cuando lo que comemos son alimentos que favorecen el aumento de la concentración de glucosa en la sangre —pan, pasta, galletas, fruta, zumos, etc.—, conseguimos que aumente la energía casi al instante y nos sentimos pletóricos, fuertes, contentos…

A la vez, como la glucosa en la sangre activa la producción de insulina, se desencadena una liberación rápida y brusca de la hormona y la elevación de sus niveles en la sangre, con el cometido final de facilitar el paso de la glucosa a la célula. Como consecuencia, en un breve periodo de tiempo, los niveles de glucosa en la sangre suben y de golpe disminuyen. Y entonces nos sentimos débiles, cansados, tristones… Es como la hoguera de papel: prende rápido, y rápido se apaga.

Como resultado de este sube y baja de energía, sentimos la necesidad de volver a comer al cabo de unas horas para abastecernos de nuevo de energía vital, y entramos en un círculo vicioso.

Con las grasas no sucede lo mismo. Más bien, todo lo contrario. La grasa, transformada en compuestos más pequeños llamados «cuerpos cetónicos» para ingresar en las células y que las aproveche la mitocondria, nos proporciona energía estable. Al no activar apenas la liberación de insulina, no pone en marcha esa montaña rusa energética de ascensos y descensos. La grasa nos da energía menos intensa en el momento, más suave y duradera, previene los bajones y nos permite rendir más física y mentalmente. Es como la leña para la hoguera.

La grasa es una fuente de energía más eficiente gracias a la capacidad de consignar hasta cien veces más reservas en la grasa que en la glucosa, un seguro de salud para momentos de escasez.

Aun así, no hay una ruta mejor que la otra. Tanto la vía de

la glucosa como la de la grasa son necesarias para nuestro bienestar. Sólo debemos poder recurrir a una u otra según las circunstancias.

Cuando no queda nada en la nevera, ¡podemos acudir a la despensa!

Estas dos formas de almacenar la energía nos permiten adaptarnos a los cambiantes requisitos de la vida. Conocerlas nos ayuda a sincronizar de forma óptima lo que somos con lo que comemos y hacemos para vivir con plena salud.

Durante mucho tiempo se ha considerado que lo único relevante en este sentido es saber cuántas calorías entran en nuestro organismo y cuántas salen, como si fuéramos una hucha. Ahora sabemos que no todas las calorías son equivalentes ni repercuten en nuestra vida por igual. Y que no funcionamos como un balance de cuentas.

Almacenamos la energía en un «sistema bicompartimental» (llamado así porque comprende dos compartimentos). Más que en una hucha, disponer de la ruta de la glucosa y la de la grasa nos da la oportunidad de preservar nuestros ahorros en algo así como dos cuentas bancarias:

- Una cuenta de uso diario y libre acceso que equivale a los depósitos de glucosa en forma de glucógeno.

- Una cuenta de seguridad de la que podemos sacar dinero durante mucho más tiempo, el tejido adiposo, custodiada por una clave: los niveles bajos de insulina en la sangre.

En nuestro cuerpo, cuando se nos termina el glucógeno (el dinero de la cuenta bancaria diaria), podemos acudir a la grasa (la cuenta de seguridad). ¡Siempre y cuando tengamos en la sangre niveles bajos de insulina!, la hormona encargada de introducir la glucosa en las células. Si la insulina sube, las células recurren a la glucosa (el dinero corriente) y se bloquea el acceso a la grasa (los ahorros).

Esta forma de funcionar también se parece mucho a otra posibilidad: guardar la comida en la nevera o en la despensa.

La vía de la glucosa y el almacenamiento de la energía en forma de glucógeno es el equivalente de la primera. En la nevera, guardamos los alimentos del día a día, la tenemos a mano, es fácil recurrir a ella... La abrimos y ya está. Tenemos la comida que queremos. El inconveniente es que tiene una capacidad limitada: caben pocas provisiones ¡y es visto y no visto! Según nuestras demandas, acabamos con ellas en poco tiempo.

Ahora bien, podemos contar con un segundo sistema para cuando no queda nada en la nevera. El sistema de la grasa y el depósito en el tejido adiposo se asemeja a una despensa. La despensa dispone de mayor capacidad de almacenamiento, podemos hacer acopio de muchos víveres y puede cubrir nuestras necesidades durante más tiempo. El problema con la despensa es que el acceso es más difícil y requiere una llave especial. Si no la tenemos, no la abriremos, y todas sus existencias quedarán fuera de nuestro alcance. La llave son los niveles bajos de insulina.

Y otro aspecto crucial: en la posibilidad de acudir a la nevera o a la despensa (o en el ejemplo del banco, a la cuenta diaria o a la de seguridad) subyace la flexibilidad metabólica, la plasticidad del metabolismo heredada de los ancestros, tan comprometida en la actualidad.

Debido a la alimentación y el modo de vida a los que nos hemos habituado en los últimos años, ambas claves están en peligro. Y, con ello, el acceso a la riqueza acumulada, que en este contexto se está volviendo en nuestra contra como una pesada losa en vez de ser una garantía de salvación.

Vemos el avituallamiento a nuestro alcance y sin embargo no podemos aprovecharlo. Acumulamos tejido adiposo y, lejos de enriquecernos, nos inflamamos, nos deprimimos y enfermamos. ¡Pero podemos cambiar la situación!

Con las decisiones adecuadas en la dieta y el estilo de vida, cada día podemos recuperar esas preciadas llaves y, con ello, el acceso a las dos rutas. Y, de su mano, retomar las riendas de nuestra vida, nuestra salud y nuestro bienestar.

NOCIONES BÁSICAS DE MEDICINA

Vivimos en un entorno cambiante que nos exige movilizar continuamente nuestra respuesta de adaptación. Mediante un intercambio constante de energía y materia, a través de cientos de rutas metabólicas, mantenemos nuestra condición interna más o menos estable. Contrabalanceamos los cambios del ambiente y mantenemos un equilibrio; dinámico y móvil, eso sí, nunca rígido.

A cada instante se producen multitud de procesos de destrucción y construcción al servicio de la vida, la salud y el bienestar. Como alguien dijo: «Creando desorden, el metabolismo mantiene el orden». El metabolismo es el conjunto de procesos físicos y químicos del cuerpo que nos permite:

- Obtener energía de los alimentos mediante la fragmentación de moléculas complejas en otras más simples; es el proceso llamado «catabolismo».

- Utilizar la energía para producir moléculas enteras a partir de elementos simples y recomponer componentes celulares y desarrollar funciones vitales de reparación, desarrollo y crecimiento; es el proceso llamado «anabolismo».

Catabolismo y anabolismo son caminos antagónicos y, sin embargo, en nuestro cuerpo actúan de forma conjunta y armónica, constituyendo una unidad. Son numerosos procesos interrelacionados y perfectamente coordinados que, invisibles a nuestros ojos, suponen la base última de la vida.

Qué pasa cuando comemos

Todos los seres vivos centramos el metabolismo en tres elementos básicos: carbohidratos, grasas y proteínas. Microbios, plantas y animales sintetizamos estas moléculas fundamentales para construir células, tejidos y órganos, o las utilizamos como recurso energético. Pero no son todas iguales.

Los carbohidratos están compuestos por secuencias lineales en forma de cadenas o anillos de los llamados «monosacáridos», como son la glucosa, la galactosa o la fructosa. En su escala, se asemejan a un collar o una pulsera de cuentas de distinta longitud. Son elementos eminentemente energéticos que, en algunos casos, pueden constituir parte de estructuras importantes como la celulosa de las plantas o el esqueleto de los insectos.

Las grasas también pueden servir como fuente de energía, formar parte de estructuras (membranas celulares, el cerebro o la vaina de mielina de los nervios) o participar en funciones vitales (son precursoras de ciertas hormonas, como la testosterona o la vitamina D, por ejemplo).

Las proteínas, como los carbohidratos, están constituidas por cadenas lineales, esta vez de aminoácidos unidos por enlaces especiales, y luego plegadas de una forma específica y única, muy importante para que realicen su función. Desempeñan un papel principalmente estructural —forman parte del músculo y el hueso, por ejemplo— y funcional —como enzimas protagonistas del metabolismo, moléculas de comunicación intercelular (hormonas y neurotransmisores), de respuesta inmune (anticuerpos) o moduladoras de la inflamación, la adhesión celular o el ciclo vital—. Su aportación en forma de energía es secundaria.

Aunque no en la misma proporción, todos los alimentos contienen estos tres elementos básicos.

- **Carbohidratos.** El azúcar de mesa, la miel, la fruta, los cereales (arroz, trigo, espelta, centeno, kamut…) y sus derivados (pan, pasta, pizza, empanadas, galletas, bizcochos, cereales del desayuno…), las verduras y las hortalizas son las fuentes principales de carbohidratos de la dieta.

- **Grasas.** Los frutos oleaginosos (aceitunas, aguacates, coco), los frutos secos (nueces, almendras, avellanas, nueces pecanas, de macadamia…), las semillas (girasol, calabaza, lino, sésamo…), algunas leguminosas (anacardos y cacahuetes), los aceites vegetales (oliva, girasol, coco, lino, cártamo…) y las grasas animales (mantequilla, *ghee*, nata, manteca…) son los alimentos ricos en grasas.

- **Proteínas.** La carne, el pescado, el marisco, los huevos, los lácteos (leche, yogur, queso, requesón) y las legumbres (alubias, lentejas, garbanzos, soja…) son las fuentes de proteínas.

Así pues, cuando comemos, entran en el organismo carbohidratos, grasas y proteínas y se pone en marcha la maquinaria de la rama catabólica del metabolismo para extraer de todos ellos la energía y los nutrientes que necesitamos. Son nuestro combustible vital.

En una primera etapa, las moléculas grandes de carbohidratos, grasas y proteínas son transformadas en partículas más pequeñas y manejables por los distintos agentes metabólicos implicados y, en última instancia, por las propias células.

Al masticar, cortamos la comida en trocitos sobre los que podrán actuar las enzimas correspondientes. Tanto los sólidos como los líquidos precisan un trabajo meticuloso de predigestión en la primera parada: la boca. Debemos masticar, paladear y ensalivar bien los alimentos. Esto es especialmente importante para los alimentos ricos en carbohidratos, como el pan, la pasta, las patatas, un puré, una crema de verduras o un zumo de fruta, sobre los que debe actuar la amilasa salival.

Además del efecto mecánico de la trituración, ya en la boca empiezan a actuar las enzimas (como la amilasa sobre el almidón de los carbohidratos). Las enzimas son proteínas encargadas de acelerar las reacciones químicas en las que participan, algo que se ha estimado en hasta ¡millones de veces para algunas reacciones! Esto es muy importante pues, sin las enzimas, el metabolismo no se produciría correctamente a través de sus miles de reacciones químicas distintas, ni lo haría a la velocidad requerida para responder a las necesidades celulares de cada instante. Las enzimas son tan valiosas que una enfermedad grave puede ser causada por el mal funcionamiento de sólo una de ellas (como sucede, por ejemplo, con la fenilcetonuria en los humanos).

Por lo general, se denominan con el sufijo «–asa» tras el nombre del elemento sobre el que actúan (como la amilasa, que degrada el almidón, o la lactasa, encargada de la digestión de la lactosa) o del tipo de reacción química en el que intervienen (como la polimerasa, implicada en la polimerización).

Para que las enzimas puedan trabajar, deben unirse a su sustrato, el elemento sobre el que intervienen. A él se unen de un modo muy específico, como una llave (el sustrato) en su cerradura (la enzima). Para ello, las enzimas, formadas por una secuencia exclusiva de aminoácidos (como proteínas que son), se pliegan de una manera especial para adoptar la forma complementaria correspondiente a su llave. Es algo que requiere la máxima precisión. Tanta que, incluso cuando se han unido enzima y sustrato, puede darse algún movimiento interno de ajuste rapidísimo en la cerradura para optimizar aún más la reacción que se producirá. Es como un pulido final.

Esta alta especificidad de cada enzima por su sustrato es un elemento crucial para reducir la tasa de errores en el metabolismo. Si bien existen «enzimas promiscuas» que pueden actuar sobre diversos elementos, lo más habitual es que cada enzima esté diseñada para su sustrato correspondiente, en su reacción química específica, para dar cada una el resultado que precisa la biología. Y casi nunca se equivoca, ni siquiera cuando trabaja en varias tareas a la vez.

Unas y otras, menos y más selectivas, pueden acoplar dos o más reacciones químicas entre sí y originar auténticas rutas metabólicas donde un compuesto inicial (el sustrato de una enzima) es transformado en otro producto, y éste a su vez actúa como sustrato de la siguiente para generar otro compuesto, que servirá como sustrato de un nuevo paso... y así consecutivamente en
una
   secuencia
      de
         múltiples
           tramos
             en los que intervienen enzimas específicas.

Diferentes enzimas actúan juntas en un orden único y se interrelacionan en vías paralelas y redes interconectadas de máxima eficiencia. ¡Se producen hasta varios millones de reacciones por segundo!

Las enzimas pueden intervenir activando incluso rutas opuestas a la vez gracias a su capacidad para compartimentar el trabajo en distintas localizaciones celulares. Es lo que sucede, por ejemplo, cuando los ácidos grasos (los elementos constitutivos de las grasas) son sintetizados por enzimas del citoplasma de la célula y después degradados por enzimas en otro apartado (la mitocondria), que los queman para usarlos como fuente de energía, como si fuera un equipo en línea. ¡Las enzimas trabajan de forma diligente por nuestra salud! Eso sí, siempre que se den las circunstancias adecuadas.

La actividad enzimática puede verse comprometida si falta el sustrato correspondiente, falla la expresión de los genes que la codifican, se altera la configuración tridimensional de la proteína final o si hay carencia de alguno de los cofactores activadores, como son ciertos minerales (el zinc o el hierro, por ejemplo) o vitaminas (como las del grupo B), o debido a perturbaciones del medio interno, como pueden ser cambios extremos de la temperatura o del pH. Es la delicada economía celular amoldándose de forma exquisita a las circunstancias cambiantes del entorno.

¿Qué sucede entonces cuando comemos? Si el objetivo final es la célula, ¿cómo llega la comida desde la boca hasta allí? Para presentarse ante la célula, los alimentos necesitan alcanzar un paso a la sangre a través de la pared intestinal. Sin embargo, las células del revestimiento gastrointestinal no pueden absorber los nutrientes en su estado original, por lo que debemos hacer ese trabajo previo de trituración que es la digestión para que los carbohidratos, las proteínas y las grasas puedan servir como elementos nutritivos.

Gracias a la acción de nuestras afanosas enzimas —primero de la saliva en la boca y luego de los jugos gástricos en el estómago—, va teniendo lugar la digestión de los alimentos. Es decir, se van fragmentando la menestra, el pan, los garbanzos, la pechuga de pollo, el besugo al horno, etc., en elementos más manejables.

En todo ello colaboran también, por cierto, los movimientos de los dientes y la lengua primero, y del estómago y de todo el intestino después.

Una vez en el estómago, se segregan proteasas, que hidrolizan las proteínas, y más amilasas para seguir actuando sobre los carbohidratos. Los alimentos quedan pulverizados y reducidos a una papilla fina que alcanza el siguiente tramo del tubo digestivo, donde se encuentra con las células del revestimiento intestinal.

Aquí, en la primera mitad del intestino delgado, continúa la digestión de los alimentos y comienza la absorción de nutrientes. El alimento se mezcla con el jugo pancreático, que contiene enzimas para digerir los carbohidratos, las proteínas y, ahora sí, las grasas; y con la bilis producida por la vesícula biliar y el hígado, que sirve para emulsionarlas y facilitar la digestión por su correspondiente enzima, la lipasa.

Cuando los alimentos aterrizan en la segunda mitad del intestino delgado, ya han quedado finalmente reducidos a sus componentes fundamentales:

- De carbohidratos a monosacáridos, como la glucosa.

- De grasas a ácidos grasos.

- De proteínas a aminoácidos.

Entonces se producen los procesos de absorción de los alimentos. El objetivo final: calar en las células para que lleven a cabo sus funciones vitales. En esta segunda etapa del proceso global de alimentarnos que es la absorción, las células del intestino son las expertas en captar los nutrientes.

Su forma es un claro reflejo de ello. Si les sacáramos una foto, en la cabeza de los «enterocitos» (que así se llaman estas células) veríamos un borde con aspecto de cepillo repleto de pelillos por donde pueden contactar con todos los nutrientes a su paso, un cuerpo rectangular y unos pies que se apoyan en un lecho de finos tubitos, que son los vasos sanguíneos y linfáticos de la pared intestinal.

Si la instantánea fuera una película en movimiento, seríamos testigos de cómo, por la amplia superficie de contacto del pelo pincho del enterocito, empiezan a penetrar en su interior pequeñas partículas, cómo van pasando de la cabeza a los pies y cómo terminan saliendo por debajo a la red vascular.

Los monosacáridos, los aminoácidos, las grasas, el agua, los minerales (sodio, cloro, bicarbonato, potasio, magnesio, fosfato, calcio, etc.), las vitaminas y la fibra alimentaria van absorbiéndose así en este tramo intestinal. Y luego, en su recorrido por la célula, si aún es necesario, el trabajo de catabolismo continúa en rutas metabólicas específicas hasta que cada nutriente es expulsado hacia el lecho vascular subyacente y transportado por la circulación sanguínea al resto del organismo, donde se requiera su participación vital.

Por la sangre o la linfa, los nutrientes llegan por fin a las células. La comida ha alcanzado su meta final. En ese momento puede tener lugar la tercera fase de todo este viaje, en la que, de cada una de las moléculas nutritivas, en esos miles de hogueras celulares, se liberará la mayor cantidad de energía posible para nuestra salud y bienestar.

La vía de la glucosa

Cuando la glucosa entra en la sangre, activa la liberación de insulina en unas células específicas del páncreas. El objetivo es que la glucosa logre llegar a su destino final, la célula. La insulina tiene la misión de facilitarle el paso abriendo las compuertas de la envoltura celular. Glucosa e insulina alcanzan la puerta y, con la ayuda de su cancerbera, la glucosa puede acceder al interior de la célula.

La función principal de la glucosa es servir de combustible. Para eso, cuando penetra en la célula en la que es requerida, entra en una cadena de reacciones metabólicas que la van transformando en energía, como si se tratara de una sala de calderas.

Primero, en un proceso de diez pasos consecutivos llamado «glucólisis», la quema de la glucosa genera una pequeña cantidad de energía: dos moléculas de ATP (adenosín trifosfato), la moneda de cambio energético de las células, y un producto final denominado «ácido pirúvico».

Después, el ácido pirúvico, en presencia de oxígeno, puede entrar en el eficiente «ciclo de Krebs» (llamado así en honor a su descubridor, el alemán Hans Adolf Krebs, premio Nobel de Medicina y Fisiología en 1953). En esta espiral de reacciones químicas llevadas a cabo por ocho enzimas diferentes perfectamente organizadas, el final se conecta con el principio como en un bucle vital, y la glucosa genera:

- Mayor cantidad de energía: entre treinta y seis y treinta y ocho moléculas de ATP.

- Precursores útiles para otros procesos metabólicos.

- Residuos: algunos inofensivos, como el agua y el dióxido de carbono, y otros algo más peligrosos, como los radicales libres de oxígeno, que requieren neutralización (algo así como unas chiribitas que, si no se anulan, pueden acabar provocando un incendio).

Para que se produzca y consigamos generar tal cantidad de energía, es requisito indispensable la presencia de oxígeno en el entorno de la célula.

Por lo general, es así. No obstante, si las condiciones cambian, existe otra alternativa para quemar la glucosa y obtener energía: en situaciones de falta de oxígeno, la célula usa la fermentación de la glucosa. Con ella tan sólo se obtienen dos moléculas de ATP. Es menos eficiente, pero puede ser la mejor opción en ciertos casos.

Es lo que hacen algunas bacterias, por ejemplo, y lo sabemos porque generan productos especiales, como pueden ser la fermentación del azúcar de la uva y el vino, la de la cebada y la cerveza o la de la leche y el queso.

Sin embargo, siempre que puede, la célula prefiere activar la maquinaria del ciclo de Krebs, una ruta metabólica clave de la que se obtiene gran cantidad de energía celular, así como intermediarios necesarios para continuar con el metabolismo, como ciertos aminoácidos.

Aparte de esos aminoácidos, también pueden ingresar en el ciclo de Krebs los resultantes del catabolismo de las proteínas mediante una transformación previa y usarse como combustible. Es lo que ocurre con los pocos aminoácidos que no han sido utilizados para la síntesis de proteínas y que no se pueden almacenar ni excretar. Por eso, la vía de las proteínas como obtención de energía se considera un proceso minoritario.

En todo caso, en el ciclo de Krebs convergen el metabolismo de los carbohidratos, las proteínas y las grasas, una minoritaria y las dos vías principales.

La vía de la grasa

Aparte de la vía de la glucosa, la otra gran ruta energética de las células es la combustión de las grasas.

Los ácidos grasos siguen un camino algo distinto al que recorre la glucosa: en lugar de ir de la célula intestinal a la sangre, pasan a la linfa en forma de diminutas gotas de grasa envueltas en proteínas que facilitan su transporte, les dan estabilidad y evitan que se adhieran a las paredes de los vasos linfáticos.

De esta manera, los ácidos grasos tuneados para su mejor desplazamiento viajan por el cuerpo a través del conducto linfático principal a lo largo del tórax hasta la desembocadura a la sangre venosa en la zona de la base del cuello, y de ahí pasan a las venas que los trasladarán al tejido adiposo y al hígado.

Si estamos en ayunas o sólo hemos comido alimentos ricos en grasas, nuestras células queman los ácidos grasos para obtener energía. Para eso, primero los nutrientes de las grasas sufren un proceso de oxidación que genera ácidos grasos, que son sus constituyentes esenciales. Después, los ácidos grasos pueden ingresar en el ciclo de Krebs y liberar gran cantidad de energía: ¡nada menos que ciento cuarenta y seis moléculas de ATP!

La utilización de la grasa como carburante celular es muy rentable, es la gran ventaja de la vía de combustión de las grasas. Sin embargo, presenta también algunos inconvenientes:

- La movilización de la grasa es más lenta que la de la glucosa.

- Requiere transportadores específicos en la sangre, esas proteínas que rodean las gotitas de grasa y las hacen solubles en el medio acuoso del plasma sanguíneo.

- Si no hay oxígeno, no se puede quemar grasa: a diferencia de lo que sucede con la glucosa, no existe una ruta alternativa de combustión de los ácidos grasos hacia su fermentación.

Para quemar grasa de forma eficiente, necesitamos el ciclo de Krebs. Con sus entre treinta y seis y treinta y ocho monedas de cambio celular de la quema de glucosa y las ciento cuarenta y seis de la combustión de los ácidos grasos, la glucosa y la grasa se convierten en las vías favoritas de la célula para obtener energía.

Ahora bien, no funcionan a la vez: básicamente, la oxidación de ácidos grasos se suprime cuando aumenta el consumo de glucosa, y la combustión de glucosa se anula cuando se queman ácidos grasos.

Según nuestras capacidades y las circunstancias cambiantes en las que nos encontremos, podremos elegir una vía u otra. En nuestras células se encuentra el espacio diseñado para lograrlo.

La central energética celular

De la mano del metabolismo y el ciclo de Krebs, nos colamos en el interior de la central energética celular: la mitocondria, un lugar fascinante. Merece la pena conocerlo no sólo por curiosidad científica, sino también (y esto es importante para todo el mundo) porque esconde las claves que nos ayudan a cuidarnos día a día y a desarrollar nuestro máximo potencial.

Su implicación en la salud es tan relevante que se considera que la alteración mitocondrial es hoy la primera causa de enfermedad y trastornos degenerativos en la sociedad.

El mal funcionamiento o el daño de la mitocondria está asociado a:

- Falta de energía, cansancio, apatía.

- Enfermedad de Alzheimer, párkinson, esclerosis múltiple, alteraciones del trastorno autista, migrañas, epilepsia.

- Dificultad para hablar.

- Dificultad para oír bien.

- Problemas en la vista.

- Enfermedad cardiovascular.

- Alteraciones del hígado.

- Alteraciones del riñón.

- Diabetes por alteración del funcionamiento del páncreas.

- Reflujo gastroesofágico, malabsorción de los alimentos, estreñimiento, diarrea, vómitos.

- Mayor tendencia a las infecciones.

- Alteraciones de la marcha, el equilibrio y la coordinación, calambres musculares, contracturas, rigidez, debilidad, dolor muscular.

- Lesiones del material genético y cáncer.

Podemos decir que la mitocondria dirige el rumbo de la célula: produce energía, organiza el metabolismo y orquesta el funcionamiento celular. Ordena a la célula cuándo y cómo actuar, reproducirse y morir. De ahí que, si no funciona correctamente, surjan problemas. Como una sala de máquinas donde se produce la energía que la célula necesitará, la mitocondria representa el motor que le permite llevar a cabo todas sus funciones vitales.

Gracias a la presencia de mitocondrias en todas las células, en todas y cada una de ellas se puede llevar a cabo la transformación final eficiente de los alimentos en energía utilizable. Por eso podemos decir también que la mitocondria es el motor de la vida, porque ésta es la energía que necesitamos para llevar a cabo nuestras funciones vitales.

Es la energía que usarán el sistema nervioso, los ojos, los oídos, el corazón, los pulmones, el hígado, el páncreas, el aparato digestivo, los riñones, el aparato reproductor, el aparato locomotor, el sistema inmunitario y todo el sistema hormonal. ¡Somos lo que somos gracias a las mitocondrias!

Y son espacios únicos…

Cada mitocondria es algo así como un saquito de forma redondeada u ovalada, como un bastoncillo, que dispone de una envoltura doble, la llamada «doble membrana», como si fuera un abrigo de doble capa.

Esta doble membrana cuenta con una capa externa lisa y permeable para la mayoría de las sustancias: el agua, el oxígeno, la glucosa, los aminoácidos y los ácidos grasos que resultan de la digestión de los alimentos pueden entrar fácilmente en el interior de la mitocondria a través de esta membrana externa.

Por otra parte, cuenta con una capa interna rugosa, porque tiene adheridas proteínas específicas (enzimas) y pliegues hacia el interior que sirven para aumentar la superficie de contacto entre todas esas enzimas y los sustratos energéticos (las sustancias susceptibles de ser transformadas en energía).

Este aspecto como de grano de café o bastoncillo con pliegues y crestas hacia el interior dio nombre a la mitocondria cuando se descubrió a finales del siglo XIX. El término procede del griego *mitos* («filamento») y *chondros* («grano»).

En el interior de la mitocondria, además de enzimas, existe también material genético, el ADN mitocondrial, un ADN propio de la mitocondria que sirve para codificar parte de sus componentes y que presenta características especiales.

Es un ADN desnudo, menos protegido que el de la célula y más vulnerable a sufrir daños. Esto es importante porque muchas enfermedades, alteraciones y trastornos de la salud guardan una relación directa con el daño del ADN mitocondrial.

Recuerda mucho a las bacterias…, y no es por casualidad. La mitocondria, esta parte tan especial de la célula, tiene también un currículum singular: se originó por la invasión de una bacteria a una célula más evolucionada. Esta unión produjo una simbiosis, un beneficio mutuo: la bacteria, resguardada en el interior de la célula, obtenía protección en un ambiente hostil. La célula ganaba un mejor manejo del oxígeno y, con ello, una mayor eficiencia energética. Dado que se trataba de una convivencia enriquecedora para ambas, la fusión se mantuvo a lo largo del tiempo: aquella bacteria fue amoldándose a los cambios y evolucionando a lo largo de los años hasta convertirse en estas mitocondrias tan sofisticadas que hoy todos portamos en el cuerpo.

Un hecho curioso es que heredamos las mitocondrias de nuestra madre: sólo la mujer tiene la capacidad de transmitir las mitocondrias a su descendencia. Por eso, en su origen, las mitocondrias proceden de las mujeres de la familia: de nuestra madre, de nuestras abuelas y de las abuelas de nuestras abuelas.

También podemos servirnos de mitocondrias nuevas. Éste es otro rasgo de parentesco con las bacterias originales (aparte de la forma o el ADN), las mitocondrias conservan su capacidad de autorreproducción: sí, pueden multiplicarse y ampliar o regenerar la reserva mitocondrial.

Aunque existen enfermedades típicamente mitocondriales (debidas a una alteración congénita del ADN mitocondrial), la causa más extendida de daño mitocondrial radica en la dieta y el estilo de vida.

¡Podemos ayudar!

Con nuestro estilo de vida, somos capaces de favorecer la biogénesis mitocondrial y promover la generación de nuevas mitocondrias con el ejercicio físico, los alimentos ricos en omega 3 o los suplementos de coenzima Q10. También podemos facilitar su reciclaje mediante la denominada «autofagia» (que, si se refiere a las mitocondrias, se denomina «mitofagia») para renovar las mitocondrias que no funcionan bien o que están dañadas o envejecidas. Podemos conseguirlo con una dieta cetogénica rica en grasas o el ayuno intermitente. Y aunque no queramos, también podemos perjudicarlas con un exceso de radicales libres.

Cuando en la mitocondria se produce la transformación de los nutrientes en energía, además de ATP se generan residuos, como esas chispitas rebeldes o las cenizas de una hoguera:

- Agua y CO_2, que saldrán con facilidad de la mitocondria y la célula, y, si es necesario, después abandonarán el organismo a través de la orina o el aire espirado.

- Radicales libres, un elemento clave en la salud mitocondrial.

Es muy importante neutralizar los radicales libres, moléculas muy reactivas que dañan la mitocondria, las células, los tejidos, los órganos y todo el cuerpo. Están asociados al envejecimiento, la enfermedad degenerativa y el desarrollo de cáncer.

En nuestra ruta de observación imaginaria, podríamos verlos como chispas que saltan por el rozamiento de las máquinas de la cadena de trabajo durante toda la secuencia de reacciones metabólicas. Vale más desactivarlas...

¿Cómo se neutraliza el exceso de radicales libres?

En primer lugar, la mitocondria tiene mecanismos de compensación para atrapar y anular los electrones de los radicales libres: citocromos, coenzima Q10 y cardiolipina en la membrana interna.

Segundo, genera calor: al transformar parte de la energía en un aumento de la temperatura, disipa el exceso de radicales libres.

Y tercero, usa los antioxidantes.

Para combatir el daño de los radicales libres, el cuerpo produce a diario miles de antioxidantes endógenos (internos), como la superóxido dismutasa (SOD), la coenzima Q10, el ácido lipoico, el glutatión (el antioxidante maestro del organismo) y la melatonina.

Todo este proceso es tan importante que los antioxidantes se consideran imprescindibles para la salud y el bienestar.

Además, podemos favorecer su producción. Por ejemplo, el glutatión aumenta cuando:

- Hacemos restricción calórica o ayuno intermitente.

- Se incrementa el número de cetonas en la sangre porque seguimos una dieta cetogénica.

- Comemos alimentos ricos en ácidos grasos esenciales omega 3, como el pescado azul, las algas o el aceite de *krill*.

- Ingerimos resveratrol, presente en las uvas negras o los arándanos.

- Tomamos el sulforafano del brécol.

- Ingerimos la epicatequina del té verde.

- Tomamos la curcumina de la cúrcuma.

Otro gran antioxidante sobre el que podemos influir con nuestro estilo de vida es la melatonina, cuyos niveles se elevan cuando:

- Nos exponemos al sol.

- Tenemos un sueño nocturno profundo y reparador.

- Evitamos las pantallas azules antes de irnos a dormir.

- Hacemos pequeñas pausas durante el día para descansar, como la siesta del mediodía, por ejemplo.

Además de los antioxidantes endógenos (internos), existen importantes antioxidantes exógenos (externos) que podemos incluir en la dieta:

- Las vitaminas C, E y A de las frutas, las hortalizas, los frutos secos y las semillas.

- Los flavonoides de las frutas, las verduras y el té.

- Minerales como el selenio, que no es un antioxidante, pero podemos incluirlo en esta lista porque es un componente esencial de enzimas antioxidantes fundamentales para la recuperación del glutatión y la vitamina C.

Llegados a este punto conviene hacer una aclaración. En sí mismos, los radicales libres no son malos: cumplen una función importante para la supervivencia. Gracias a los radicales libres, nos defendemos de los gérmenes, eliminamos las células tumorales y controlamos el crecimiento y el desarrollo de todo el cuerpo.

El problema surge cuando tenemos un exceso de radicales libres que produce un daño directo a la mitocondria. Esto sucede cuando:

- Tomamos una comida copiosa y después no nos movemos.

- Cenamos de forma abundante justo antes de ir a dormir.

- Mantenemos una dieta muy calórica y nuestro estilo de vida es sedentario.

En todas estas situaciones obligamos a las mitocondrias a producir energía (¡y radicales libres residuales!) para luego no utilizarla ni dar salida a estos tóxicos celulares que sobran. Este daño mitocondrial por exceso de radicales libres se produce también cuando:

- Seguimos una dieta proinflamatoria.

- Tomamos con regularidad alimentos procesados o de alto índice glucémico (que aumentan bruscamente la glucosa en la sangre).

- Incluimos escasos alimentos antioxidantes en la dieta.

- Vivimos en un estado de estrés permanente.

- Tenemos un sueño poco reparador.

- Sufrimos una infección crónica por bacterias, virus (Epstein-Barr, hepatitis, herpes), parásitos u hongos (*Candida albicans*).

- Estamos expuestos a herbicidas, pesticidas o insecticidas: debemos protegernos antes de utilizar estos productos y, para evitar que se introduzcan en el organismo a través de la dieta, tenemos que elegir alimentos de producción biológica.

- Usamos productos de limpieza, plásticos, decoración del hogar, velas sintéticas…

- Fumamos.

- Estamos expuestos a la contaminación ambiental.

- Nos exponemos a las radiaciones: wifi, teléfonos móviles, ordenadores…

- Tomamos ciertos medicamentos: las estatinas, por ejemplo, dañan la mitocondria al bloquear uno de sus principales sistemas de neutralización de los radicales libres: la coenzima Q10.

Toda esta agresión de los radicales libres sobre la mitocondria se ve reflejada en su número, tamaño y función. Las mitocondrias dañadas por estos factores corrosivos pueden fallar en el desempeño de sus funciones, cambiar de forma y tamaño e incluso destruirse, reduciendo así el número de los eslabones de esa cadena energética tan valiosa con la que contamos. A nivel global, todo esto desemboca en diversas alteraciones, grados de malestar, trastornos y distintos tipos de enfermedad.

Para ello podemos aplicar la medicina mitocondrial o energética con el uso de las herramientas que optimizan la función y recuperación de las mitocondrias, para recobrar el buen funcionamiento del metabolismo y, con ello, restituir la salud a todos los niveles: físico, mental y emocional.

¡Eureka!

Todo este recorrido a lo largo de la línea del tiempo contemplando la evolución (externa e interna) de nuestros ancestros en su adaptación al medio, y luego el viaje por nuestro interior, observando lo que sucede con los alimentos que entran, los órganos, los tejidos y las células, las mitocondrias, las rutas metabólicas, los nutrientes, las enzimas... nos lleva hasta el quid de la cuestión: la flexibilidad metabólica, la causa última de la salud o la enfermedad.

La clave para dirigir el rumbo hacia un destino u otro está en esa plasticidad funcional que es la flexibilidad metabólica en riesgo. Con todo el conocimiento agrupado, se puede entender la flexibilidad metabólica como la capacidad de adaptación del metabolismo de un organismo para conservar la homeostasis (el equilibrio dinámico vital) de la energía.

Para eso, ajusta la disponibilidad y la demanda de combustible a la abundancia o escasez, y a las variaciones de composición de la dieta, la actividad física y las fluctuaciones de las condiciones ambientales cambiantes.

A nivel molecular, esta plasticidad recae en la configuración de las rutas metabólicas que tienen que ver con todo el proceso de manejo de nutrientes, desde su recepción hasta su transporte, almacenamiento y utilización. Esta compleja red metabólica está a su vez condicionada por la síntesis, degradación y actividad de regulación de proteínas clave (las enzimas), posicionadas en diversos circuitos metabólicos.

En el siguiente escalón, la flexibilidad metabólica está ligada a la capacidad de la mitocondria de seleccionar el combustible que empleará como respuesta a los cambios nutricionales y de intervenir adecuadamente sobre él. La flexibilidad metabólica sitúa el papel de la mitocondria en el epicentro de su misión.

Al final, en este ascenso, la flexibilidad metabólica se expande con rapidez para enlazar con la capacidad de todo el sistema: de la célula llega a los órganos completos, los sistemas y el cuerpo entero.

Desde la molécula hasta la totalidad de la persona, la flexibilidad metabólica posibilita todo lo que sucede en nuestra biología. De ahí que los estudios que se llevan a cabo en este campo desde finales del siglo XX estén demostrando que la pérdida de la flexibilidad metabólica es el mecanismo subyacente que, en última instancia, condiciona el estado de plenitud y bienestar o, por el contrario, el desarrollo de un amplio abanico de problemas de salud, muchos de ellos muy comunes en la actualidad.

¡Y éste es nuestro eureka, el hallazgo que nos puede hacer salir corriendo por la emoción...!

Sabiendo todo esto, y siendo conscientes de que podemos influir positivamente en la flexibilidad metabólica con las decisiones que tomamos a diario, se nos desvela el secreto fundamental del autocuidado y la salud. No porque queramos que las células se pongan a hacer acrobacias, sino porque implica que podemos recuperar las riendas de la salud y el bienestar, y vivir nuestra mejor versión.

Con flexibilidad metabólica disponemos de un ingenio prodigioso, que trabaja a pleno rendimiento y cubre todas nuestras necesidades, una maquinaria engrasada, áreas especializadas por objetivos, zonas de desguace, chimeneas de combustión, cadenas de montaje y puestos de reciclado, secciones para las tareas de administración y control, espacios de descanso... Y todo perfectamente coordinado.

Es una verdadera factoría integral para la vida.

2

El Porqué

POR QUÉ ES IMPORTANTE LA FLEXIBILIDAD METABÓLICA... Y DEBERÍAS ENTRENARLA

Nuestra vida es una pura alternancia entre destrucción y creación, catabolismo y anabolismo, con todos los matices intermedios del espectro completo. Debemos fluir entre los dos modos según las necesidades de cada instante para dar lo mejor de nosotros.

El estrés y el estilo de vida sedentario, junto con la forma de alimentarnos (al menos, la más extendida) haciendo varias comidas al día y cediendo el protagonismo a los alimentos ricos en carbohidratos, nos están llevando a la rigidez metabólica.

Primero, porque esa manera de funcionar se basa en la activación de una única ruta metabólica. ¿Y qué hay de la otra? No podemos olvidar que, en biología, ¡lo que no se usa, se pierde!

Así, es fácil entender que acabemos haciendo un mal manejo de los nutrientes y tengamos bloqueada la quema de las reservas naturales de combustible, de manera que puedan aparecer otros muchos problemas de salud.

Cuando somos flexibles metabólicamente, usamos la glucosa cuando comemos alimentos ricos en carbohidratos, y la grasa cuando comemos grasas o estamos en ayunas. Y el organismo funciona de manera óptima, en su rango de salud y bienestar.

Si, por el contrario, hemos perdido la flexibilidad metabólica y estamos rígidos, dependemos de las reservas de glucosa y no podemos quemar la grasa acumulada. En nuestro interior, chirrían los goznes.

Tenemos:

- Menos energía en ayunas.

- Tendencia a crisis de hipoglucemia (o pájaras) cuando entrenamos.

- Menos rendimiento físico.

- Peor composición corporal: es decir, mayor porcentaje de grasa y menor de masa magra o, en otras palabras, michelines resistentes.

- Dificultad para perder peso.

- Ansiedad por la comida en forma de antojos y caprichos por alimentos desfavorables.

- Ataques de hambre.

- Inflamación descontrolada.

- Deterioro global de la salud física, mental (enfermedades neurodegenerativas, como el alzhéimer, por ejemplo) y emocional (ansiedad y depresión).

Gracias a los avances tecnológicos y a la mejora profunda en las condiciones de vida, las amenazas que ponían en riesgo la supervivencia de nuestros ancestros han cambiado de manera radical. Ya no morimos por problemas agudos en forma de hambruna, traumatismos o infecciones. Estamos sufriendo los embates de problemas crónicos como la diabetes, la obesidad, la hipertensión, el daño cardiaco y la enfermedad de Alzheimer. Éstos son nuestros «tigres dientes de sable». Y, curiosamente, han aparecido ligados a los avances que nos han hecho prosperar.

Necesitamos sincronizar la forma de vivir con la biología para poder disfrutar de los privilegios del progreso, en lugar de pagar un alto precio por ellos. Que comer, vivir con comodidades, contar con protección, calor, comunicaciones, tecnología..., con el bienestar, el conocimiento y la libertad que todo esto conlleva, no se convierta en una carga.

Urge un cambio.

Ahora bien, hacer cambios cuesta...

Los humanos somos animales de inercias y nos cuesta mucho modificar nuestras rutinas. Y más aún cuando se trata de costumbres y hábitos alimentarios, en los que intervienen no sólo factores dietéticos, sino también culturales, sociales y familiares.

Sin embargo, ¡merece la pena!

En muchas ocasiones, la obligación del cambio surge con fuerza en el caso de una enfermedad grave, como, por ejemplo, el momento impactante de un diagnóstico fatal como puede ser el de un cáncer. La enfermedad nos coloca en esa posición del «ahora o nunca». Muchas personas necesitan encontrarse en un momento crucial para animarse a vivir su vida de la mejor manera posible y establecer los ajustes necesarios para ello.

Cuando hacen un autoanálisis profundo, descubren que haber vivido como lo han hecho las ha llevado a desarrollar una enfermedad grave. Por tanto, necesitan un cambio radical en su manera de comer, trabajar, ocupar el tiempo libre e, incluso, de relacionarse con los demás y también —más aún, a veces— consigo mismas.

Es similar a lo que sucede con las ranas en el agua hirviendo. Si de pronto se coloca una rana en un recipiente con agua hirviendo, el anfibio salta inmediatamente al notar el calor, y así escapa de una muerte segura. Por el contrario, si se pone la rana en un recipiente de agua fría y se va calentando poco a poco, se va adaptando al calor, de manera que, si la elevación de temperatura continúa hasta que hierva el agua, la rana (¡pobre!) terminará muriendo porque no habrá percibido la señal de peligro.

De una manera parecida, los humanos reaccionamos si de golpe nos encontramos ante un problema serio. Así, saltamos y nos salvamos. En el caso contrario, como si fuéramos la rana en agua fría, vamos dando pasitos alejándonos de lo que nos beneficia sin darnos cuenta del efecto nocivo que van teniendo en nuestra salud.

La cervecita, los refrescos, unas patatas fritas, los pasteles... Pasamos de tomarlos de vez en cuando a surgir con frecuencia. Ya no se reservan para momentos especiales, hay más ocasiones: es que estamos pasando una mala época, si total no es para tanto... En consecuencia, vamos ganando peso, aparece la barriga, la torpeza, nos sentimos más anquilosados porque también dejamos de salir a pasear, estamos más susceptibles y nos calmamos con algo dulce... La temperatura del agua va subiendo y subiendo sin que nos enteremos de lo que ocurre bajo nuestros pies.

No es necesario acabar así. Con gestos diarios en la alimentación, el ejercicio físico y el estilo de vida se puede malograr la flexibilidad metabólica. ¡Pero también ganar! Y recuperar, si la hemos perdido.

Los pasitos adecuados nos llevan en la dirección opuesta. No es una ruta de sentido único. Y así somos capaces de desandar el camino. Si íbamos por la senda de la pérdida de la flexibilidad metabólica y la enfermedad, ¿por qué no darnos la vuelta con los ajustes convenientes y caminar hacia la recuperación de la flexibilidad, la optimización del metabolismo y la salud global? Si éramos personas sanas y los pasitos nos mantenían en la ruta de la salud, ¡perfecto! Seguimos y afianzamos los logros.

El ascenso a una montaña se alcanza paso a paso, uno detrás de otro, y corrigiendo la ruta si en algún momento nos desviamos.

Hay muchas cosas que podemos hacer cada día, varias veces al día, casi en cada instante. Meditar, comer bien, practicar el ayuno intermitente, exponernos al frío, respirar, estar en la naturaleza, tomar suplementos, erguir la postura, entrenar, jugar… tienen un efecto positivo en nuestra salud y nuestro bienestar.

El objetivo es:

- Retrasar el inicio de la enfermedad cardiovascular, el cáncer y la enfermedad neurodegenerativa, las principales causas de muerte en el mundo desarrollado actual. Y, así, alargar la esperanza de vida.

- Preservar la mente (cognición, capacidad ejecutiva y memoria a corto plazo); el cuerpo (masa ósea y muscular, movimiento funcional, fuerza y flexibilidad, y ausencia de dolor) y el espíritu (con una buena relación con nosotros mismos, una rica red social y un profundo sentido de propósito). Así ampliaremos la calidad de vida.

Es el camino, pasito a pasito, de una larga, plena y feliz existencia.

¡Y está a nuestro alcance!

Cuando se analiza la vida de personas que han conseguido grandes logros (por ejemplo, en empresas conocidas), llama la atención un hecho interesante: no hacen cosas extraordinarias, reservadas a unos elegidos, sino cosas ordinarias con extraordinaria perseverancia.

¡Los pasitos de nuestro símil!

Esas personas están muy motivadas por la confianza plena en el porqué. Es su palanca para mover el mundo.

No enfermamos (sólo) por mala suerte. No morimos (sólo) por lo que dicen nuestros genes. No estamos indefensos. Hay mucho que podemos hacer. Y más aún ahora, que sabemos que la causa última de la enfermedad y el envejecimiento fallido es la falta de flexibilidad metabólica.

Somos capaces de conseguirlo. Tenemos los pasitos y el porqué.

LA VIDA FLEXIBLE

Hoy es mi primer día de este ejercicio. Hace tiempo que oigo hablar de ello, pero aún no me había decidido... A ver qué tal.

Tengo que elegir tres motivos por los que dar las gracias hoy.

Elijo en primer lugar la excursión por el parque nuevo. Echo de menos los paseos por la playa y mis baños en el mar... ¡Esto no es lo mismo! Pero tampoco está mal. He disfrutado mucho de la paz que se respiraba en el ambiente, el verde brillante de la hierba y el aroma de los almendros en flor. ¡Gracias!

Otro momento precioso del día, y por el que doy las gracias, ha sido el rato con mi hermana y mi sobrino. Ella está estupenda, totalmente recuperada, y él es tan majete y tan buena persona... He disfrutado un montón ¡y me he quedado con ganas de más baloncesto! Creo que voy a aprovechar cada día un ratito para echar unas canastas. Así practico y me sirve para despejarme del trabajo. Supongo que además será un buen complemento del *gym*. ¡Gracias!

Tercero, voy a guardar el vídeo que he encontrado en YouTube sobre flexibilidad metabólica. ¡Me ha resultado tan interesante...! Al principio parecía muy teórico, pero luego he ido entendiendo que tiene una repercusión importantísima en la salud y en la manera de estar en la vida. ¡Me ha encantado! Y me ha dado muchos *tips* para cuidarla cada día. Ya hago muchas cosas, como no tomar nada más que agua al levantarme, sustituir el desayuno que hacía antes por un café con mantequilla, salir a pasear, tomar el sol, terminar la ducha con agua fría, la alimentación que sigo tipo dieta mediterránea, entrenar y mis ratitos de meditación... ¡Fíjate! Y yo sin saber que todo eso era tan positivo. Me he anotado otras cosas para ir incorporándolas. Decía la doctora del vídeo que así se retrasa el envejecimiento y se potencia la salud. ¡Perfecto! ¡Esto es para mí! ¡Gracias, gracias, gracias!

Y ahora, a dormir... ¡Qué gustito!

¿DÓNDE QUEDÓ MI FLEX?

Me ha dicho el fisio que cada noche escriba tres motivos por los que siento agradecimiento. ¡Lo que me faltaba! Y encima, con mi hermano al lado. ¡No me va a dejar en paz hasta que lo haga! Que ya me conozco yo el plan... ¡Y como si no tuviera yo pocas cosas!

Y que pierda peso. ¡Pero qué más quisiera yo! Si no me salto la dieta ni un día aunque me muera de hambre... Dice que eso es que alguna trampilla estoy haciendo. ¡Que no! ¡Que no sé qué me pasa que no bajo ni un gramo! Que si el zumo, el café con leche de soja y sacarina, y una tostada con margarina en el desayuno. Una torta de arroz a media mañana, que, si no, no aguanto. Y una cola *light* ¡para animarme un poco, que me da el bajón! Luego, ensalada de pasta y un yogur desnatado. De merienda, un plátano. Y para cenar, pollo a la plancha o pescado al vapor. Era así, ¿no? Si es que ya me lo he aprendido de memoria...

Dice que a lo mejor es que me falta «flexnosequé». ¿Ahora qué somos? ¿Catedráticos?

¿Por dónde iba? ¡Ah, sí, los agradecimientos!

Agradecimientos, dice, con el día que he tenido... ¡Qué voy a agradecer ni agradecer! Si casi choco con el coche y me pego con el bestia ese... Y luego llego a la oficina y el ascensor no funcionaba... ¡Y a subir por las escaleras con la rodilla como la tengo! Venga a dolerme... Y así toda la mañana. Y eso que me la he pasado delante del ordenador. Hoy ni siquiera he ido a la fotocopiadora: he llamado para que me trajeran los documentos. ¡Que para eso está la tecnología!

Y he comido en el trabajo. Un mensajero y ¡listo! Comida a domicilio. (¿Se podrá dar las gracias por esto?). ¡Qué delicia, oye!

Después del café, me ha empezado a arder el estómago, como de costumbre. Dicen que es que falta mantenimiento... No sé, tiene un olor un poco fuerte. ¡Y yo con mi sacarina, para no saltarme la dieta! ¡Para que luego me riñan!

¿Qué decía? Ah, sí, el ardor. Nada, me he tomado la pastilla y se me ha pasado rápido. Hasta que han llegado a tocarme las narices con la entrega. ¡Si ya lo sé! ¿Qué se creen, que no trabajo o qué? Y he saltado. Si es que me estresan... Y esta tripa, que se va hinchando como un balón y llega un momento en que me tengo que desabrochar el cinturón y todo. ¡Y me sale una mala onda! Y claro, me sube la tensión y ¡ojito! no vaya a acabar otra vez en el hospital.

«Un, dos, tres, respira». Menos mal que a veces me acuerdo.

Total, que tengo que escribir tres agradecimientos y, cuanto antes acabe, mejor. Que mañana me espera otra jornadita flamenca. A ver: uno ya está, que es lo de la comida. Dos, por tener un trabajo, que menos da una piedra. Y tres, tres... ¿tres? Pues, por la pildorita esta para dormir, que, si no, no pego ojo. ¡Ea! ¡Para que luego digan!

FLEXIBILIDAD EN LA SALUD Y LA ENFERMEDAD

Para encontrar motivación a la hora de establecer ese compromiso personal de caminar en la senda de optimizar el metabolismo y entrenar la flexibilidad metabólica pasito a pasito, es de gran ayuda entender cómo ésta influye en la salud. Presente y futura. Y no «salud» en un sentido abstracto, sino como la manera en la que vivimos aspectos concretos de nuestro día a día.

Por ejemplo, la flexibilidad metabólica nos aporta:

- Energía eficiente y estable, incluso cuando estamos en ayunas.

- Una mejor gestión del hambre.

- Capacidad para sustituir las células dañadas por otras nuevas.

- Claridad mental.

- Equilibrio emocional.

- Protección metabólica durante el embarazo.

- Más probabilidades de tener un envejecimiento de éxito, es decir, sano y funcional.

Su opuesto, la inflexibilidad metabólica, compromete aspectos fundamentales de nuestra vida, como son, por ejemplo:

- El control de peso.

- La salud metabólica y la propensión a la diabetes tipo 2.

- La regulación de la inflamación.

- La respuesta inmune.

- La salud cardiovascular.

- La protección frente a otras enfermedades graves, como el cáncer.

¿Por qué vía queremos transitar?

La flexibilidad te hará más fuerte

Energía estable

> Cuando eres metabólicamente flexible,
> tienes energía estable, incluso en ayunas.

El mantenimiento del equilibrio energético requiere que seamos capaces de captar el sustrato, transportarlo y almacenarlo o utilizarlo, según las circunstancias.

Se ha constatado que, en personas sanas, el metabolismo difiere según si se encuentra en un estado posprandial (es decir, después de tomar algún alimento) o en ayunas.

Su funcionamiento metabólico se diferencia según la disponibilidad calórica y la composición de la dieta, dependiendo de si la comida era rica en carbohidratos o grasas.

Después de una comida rica en carbohidratos (pan, pasta, arroz, galletas, fruta…) se observa que aumenta la insulina en la sangre, producida por el páncreas, y esto activa las células del hígado y el músculo para captar glucosa, y las células del tejido adiposo para detener la quema de ácidos grasos y activar la formación de grasa de reserva a partir de la glucosa.

Se pretende evitar una elevación excesiva y perjudicial de glucosa en la sangre (llamada «hiperglucemia») y almacenar la energía extra en paquetes de repuesto en el interior de las células adiposas para su uso futuro.

Después de una comida rica en grasas (aguacate, aceitunas, aceite de oliva, pescado azul, mantequilla…), las células del hígado se activan para optimizar la captación de grasa, y las células del tejido adiposo reducen la liberación de ácidos grasos a la sangre.

El objetivo es retirar la grasa de la sangre y llenar los depósitos celulares de energía.

En ayunas: disminuye la glucosa, disminuye la insulina, y disminuye la grasa. Todo lo cual activa la combustión de ácidos grasos tanto en los adipocitos (las células de grasa corporal) como en las células del músculo, para servirle de combustible a él y a órganos tan importantes como el corazón y el cerebro. En definitiva, al total del organismo.

De esta manera, tenemos siempre energía disponible, ya estemos en ayunas o en el periodo posprandial, y ya sea procedente de los carbohidratos o de las grasas.

Para explicarlo gráficamente se ha acuñado el concepto *pull-push*.

Pull se refiere al modo metabólico propio de los momentos en los que disponemos de combustible. Esto sucede típicamente después de una ingesta. Al tirar (*pull*) de la palanca, activamos la maquinaria metabólica para llevar a cabo diversas funciones vitales. En ello gastamos energía, y por eso sólo es posible entrar en modo *pull* si tenemos combustible.

Cuando hacemos *push*, empujamos la palanca para detener la máquina y reservar energía. Nos ponemos en modo *push* cuando no disponemos de combustible y necesitamos ahorrar, que es lo que se da de forma específica en ayunas.

Todo esto siempre que sea móvil (¡claro está!) y la palanca no se haya quedado atascada en una sola de las dos maneras de funcionar. Es decir, siempre que conservemos la flexibilidad metabólica.

Para poder accionar la palanca en un sentido u otro necesitamos un sistema metabólico plástico que pueda orientarse hacia la quema de nutrientes (*pull*) o hacia el almacenamiento a modo de reserva (*push*). Además, debe ser capaz de optar por la combustión de glucosa o de grasas, perfectamente adaptado a las circunstancias.

Para comprenderlo, podemos añadir ahora otra pieza al cuadro de mandos: una clavija que matiza el modo *pull,* que nos permite elegir entre usar un tipo de combustible u otro cuando tiramos de la palanca para activar la máquina. Podemos poner la clavija en «lado glucosa» o «lado grasa».

También aquí requerimos de esa flexibilidad metabólica esencial para marcar la posición de este pulsador hacia la quema de un sustrato u otro. La selección que la célula hará del combustible tirando de la palanca y girando la clavija dependerá de la cantidad y del tipo de nutrientes disponibles:

- **Tras la ingesta.** El consumo de glucosa suprime la quema de ácidos grasos y el consumo de grasas anula el metabolismo de la glucosa. Es decir, la clavija se queda en uno de los dos lados, según el combustible del que dispongamos.

- **En ayunas.** Todo se desvía hacia la quema de grasa. Se activan genes, enzimas y receptores para facilitar el transporte de ácidos grasos al interior de la mitocondria (para su combustión posterior), y se inhiben enzimas y transportadores de glucosa para reducir su captación y uso. Esto resulta en un bucle de utilización preferencial de ácidos grasos y en la preservación de glucosa para mantener sus niveles sanguíneos dentro del rango de la normalidad, y no caer en un descenso perjudicial (llamado «hipoglucemia»).

Además de la palanca *pull-push* y la clavija glucosa-grasa, para controlar que las mitocondrias y las rutas metabólicas operen de manera adecuada contamos con un interruptor tipo *on-off* maestro, robusto y exquisitamente preciso: la alternancia entre activación (*on*) e inhibición (*off*) de las enzimas que se encuentran en puntos clave de esas cascadas metabólicas.

Después, en un nivel superior, y para que todo cobre sentido, esta transición ingesta-ayuno y ayuno-ingesta bascula como respuesta a un rico sistema de comunicación (entre células y órganos), conformado por señales químicas que orquestan la oxidación de combustible y su transporte a los tejidos.

Hormonas como la insulina y el glucagón, el péptido GLP-1, la grelina, los ácidos biliares, las citocinas, las adipocinas, las miocinas o las hepatocinas liberadas en el estómago, el intestino, el páncreas, el hígado, el tejido adiposo y el músculo, con efectos locales, próximos y a distancia, a través de su viaje por la circulación sanguínea, consiguen el control y la sincronización de la acción de las enzimas, las mitocondrias y las rutas metabólicas.

Por encima de todo, como toque final, dirige un modo de regulación epigenética, es decir, de modificación de la expresión de los genes como respuesta a estímulos (externos e internos) para afinar al máximo la optimización del metabolismo.

Gracias a todo este sistema complejo y preciso, nos levantamos con energía por la mañana, después de toda la noche sin comer; somos capaces de alargar las horas de ayuno; podemos salir a caminar antes de desayunar; disponemos de energía a lo largo del día; no nos dan bajones; no necesitamos picar entre horas; y aguantamos si surge un imprevisto que nos obliga a aplazar el almuerzo.

Cuando entrenamos, no necesitamos tomar un tentempié o, en deportes de resistencia, podemos pasar (¡clic!) a quemar energía de reserva después de haber agotado todo el glucógeno muscular y mejoramos nuestra marca. Somos capaces de entrenar en ayunas y aprovecharnos de los beneficios extra del ayuno a nivel metabólico, muscular y hormonal, como la elevación de los niveles de la hormona de crecimiento y de la testosterona, la optimización de la fuerza, el desarrollo muscular y la recuperación posentreno.

Si tenemos flexibilidad metabólica, siempre disponemos de la energía que requerimos.

Control del hambre

Cuando tienes buena flexibilidad metabólica,
controlas tú a la comida,
no la comida a ti.

Si contamos con energía estable, sentimos menos hambre y se atenúan los caprichos por alimentos desfavorables. Por eso se dice que la flexibilidad metabólica nos quita el hambre. Aunque es algo más sutil. Es como si la flexibilidad metabólica eliminara el ruido interno y aclarara la señal.

Cuando somos metabólicamente flexibles, detectamos mejor la alerta real del hambre y captamos el aviso de que necesitamos comer. No nos lanzamos a por alimentos por capricho, impulso, aburrimiento o hábito… Por eso podemos afinar: «La flexibilidad metabólica modula el hambre».

La señal de hambre es un mecanismo complejo, no sólo una advertencia de: «¡Atención, estómago vacío!». Sí, hay una parte relacionada con el proceso de alimentarnos. El estómago avisa al cerebro cuando está lleno, y dejamos de comer.

A través de una red de señales —mecánicas (distensión del estómago); nerviosas (neurotransmisores) y químicas (las llamadas «hormonas del hambre»)—, viajando por un cableado que conecta el intestino y el cerebro (el nervio vago), detectamos si necesitamos comer o ya estamos satisfechos. Según la cantidad y la calidad de la comida, todos estos mensajeros nos dicen cómo, cuándo, cuánto y qué comer.

Por ejemplo, unas células específicas del estómago (que se encuentran también, en menor número, dispersas por el intestino y el páncreas) liberan una hormona llamada «grelina». La grelina activa el metabolismo (en particular, la quema de grasa) y favorece la denominada «respuesta hedónica» a la comida, la capacidad de recrearse en la experiencia: imaginar lo que vamos a elegir, hacernos fotografías mentales de los platos o deleitarnos en los matices de la textura y el sabor de sus ingredientes.

Cuando llenamos el estómago, se suprime esa señal característica de la grelina de anticipación placentera de la ingesta. Es el mecanismo por el cual beber un vaso de agua treinta minutos antes de un festín mitiga los antojos o caprichos que surgirán en el banquete.

Con un efecto a más largo plazo, disponemos de otro indicador central: la hormona leptina, producida por las células del tejido adiposo, que informa a nuestro cerebro del nivel de energía acumulada: cuanto más tejido adiposo tengamos, más leptina produciremos. De esta manera, sabemos que contamos con reservas suficientes y debemos dejar de comer.

Si se produce un estado de resistencia a la señal de la leptina, el cerebro se vuelve sordo a sus anuncios y nos convertimos en personas insaciables, ávidos de alimentos dulces muy calóricos (bollos, bizcochos, pastelitos…) que empeoran aún más la respuesta a la leptina. Y así entramos en un círculo vicioso: estos alimentos desfavorables agravan la resistencia a la leptina y, como resultado, nos apetecen más los alimentos de capricho. La flexibilidad metabólica mejora la respuesta a la leptina y, con ello, reduce el hambre y los antojos.

Otra hormona de este grupo que también está producida por las células del tejido adiposo es la adiponectina. Se ha observado un funcionamiento alterado de la adiponectina en personas con rigidez metabólica y obesidad, diabetes tipo 2 y enfermedad cardiovascular. La adiponectina activa la quema de grasas y facilita la entrada de glucosa a las células, en especial en el hígado, los músculos y el propio tejido adiposo. Es decir, mejora la sensibilidad de las células a la insulina. Una disfunción de la adiponectina deteriora la respuesta a la insulina.

Y así entra en escena la siguiente protagonista. Aunque no pertenezca a esta liga de hormonas, la insulina también influye en la asociación de la flexibilidad metabólica con el mecanismo del hambre. Es como una invitada a la fiesta que viene y va y que deja muy clara su impronta: las personas que tienen falta de flexibilidad metabólica con resistencia a la insulina no pueden dejar de comer. Andan todo el día picoteando y no se sienten satisfechas ni siquiera después de alimentarse. No hay nada malo en ellas, sólo un exceso de interferencias metabólicas y una gran confusión celular.

Esta circunstancia se agrava típicamente con el estrés. De nuevo, no es debilidad de espíritu o cosas por el estilo... ¡Son las hormonas! En este caso, el cortisol liberado por las glándulas suprarrenales en situaciones de tensión. El cortisol descontrolado eleva la glucosa en la sangre y promueve los antojos de comida.

Grelina, leptina, adiponectina, insulina, cortisol... Está claro que el mecanismo del hambre no sólo depende del hecho de comer o no.

Más allá del proceso digestivo, el hambre conecta con otros elementos cruciales. Depende incluso de nuestro reloj biológico y ¡hasta del reflejo condicionado de haber aprendido que se come a las dos y cuarto!

La sensación de hambre no surge (sólo) porque el estómago esté vacío ni se produce (sólo) porque tengamos las reservas bajas. No depende (sólo) del cóctel hormonal. Más bien consiste en todo ello junto, a modo de señal combinada: física, nerviosa y hormonal.

La realidad del hambre es que se trata de un proceso global de gran complejidad y que, por diversas vías, se encuentra fuertemente ligado a nuestro estado de flexibilidad o rigidez metabólica. Si tenemos flexibilidad metabólica, detectamos mejor la señal de hambre, discriminamos entre necesidad y deseo, controlamos nuestros impulsos gastronómicos y disfrutamos de los caprichos que nos concedemos sin pagar un tributo en salud, nos liberamos del reflejo condicionado de comer porque es la hora o el sitio o la familia, y recuperamos las riendas de nuestra conducta alimentaria.

> **Cuando tienes flexibilidad metabólica, estás en óptimas condiciones para reciclar células dañadas.**

Para sostener los procesos metabólicos, es esencial que podamos llevar a cabo el reciclaje de ciertos elementos celulares. Y, en el organismo, «reciclaje» es igual a «autofagia».

La autofagia es un proceso catabólico por el cual células completas, fragmentos celulares o elementos celulares (como mitocondrias, proteínas o enzimas) quedan englobados en saquitos celulares, donde se degradan (como si fueran talleres de desguace) en sus componentes esenciales, con el fin de:

- Eliminar lo que ya no funciona bien.

- Elaborar nuevas piezas celulares o células completas, totalmente renovadas, a partir de sus elementos constituyentes.

Desempeña un papel fundamental en la adaptación del organismo a las condiciones cambiantes del entorno y en la conservación de la salud a través de un efecto de puesta a punto general. Nos protege de la invasión de virus y bacterias, de la transformación tumoral de nuestras células y del envejecimiento o las enfermedades neurodegenerativas. Al ser las actrices principales en la custodia de la flexibilidad metabólica, la autofagia de las mitocondrias (o «mitofagia») es clave.

Los estudios de flexibilidad metabólica muestran que existen diferencias en las mitocondrias según estemos en un momento de ingesta o en ayunas: se observan cambios de volumen, forma y arquitectura, variaciones de densidad y fenómenos de fusión y fisión mitocondrial.

En los periodos de sobrecarga de nutrientes (por comidas copiosas y repetidas un día tras otro, como ocurre en las fiestas navideñas, por ejemplo), las células exhiben una red mitocondrial fragmentada, lo que conlleva un peor rendimiento y una menor eficiencia energética. En momentos de escasez, por el contrario, las mitocondrias están interconectadas y la red se alarga. Esto implica una mayor capacidad para producir energía en forma de ATP.

La red energética celular se fragmenta para proteger a sus miembros: cuando algo no va bien, las mitocondrias alteradas se desconectan de la cadena para no arrastrar a las demás. Y ahí entra en acción la mitofagia, como si fuera un barrendero de emergencia.

La mitofagia está regulada por:

- La activación de los sensores del estatus energético celular: AMPK y unas proteínas llamadas «sirtuinas».

- La desactivación de un receptor llamado mTOR.

¿Quién activa unos y desactiva otros? Los niveles bajos de insulina y la escasez de alimentos. Esto es lo que explica que la disminución de la insulina promueva las vías celulares de mantenimiento —reparación del ADN, autofagia y resistencia al estrés— y que, cuando los nutrientes son copiosos (se activa el mTOR), se bloquee el reciclaje y se estimule el crecimiento de los tejidos y la multiplicación celular.

La flexibilidad metabólica permite el cambio de vía hacia el mantenimiento o el crecimiento, según las circunstancias, y, con ello, la posibilidad de activar la tan importante autofagia (¡y mitofagia!) y promover la salud mitocondrial, y, así, la salud global y el bienestar.

Cuando tenemos flexibilidad metabólica, podemos activar las rutas internas de reciclaje, eliminar elementos alterados perjudiciales para la salud y construir otros nuevos, completamente restaurados. Podemos hacer una auténtica puesta a punto global.

Claridad mental

> **Cuando tienes flexibilidad metabólica,
> piensas con mayor claridad.**

Hasta 1967, no se consideró que los cuerpos cetónicos derivados de las grasas tuvieran un papel beneficioso para la salud.

Los cuerpos cetónicos son producidos por el hígado en situaciones de ayuno prolongado. Ahora sabemos que son una importante fuente de energía: en su combustión, se obtienen más monedas energéticas de ATP que a partir de la glucosa y, además, en un proceso que deja menos residuos metabólicos. Por eso se considera que los cuerpos cetónicos son fuente de energía eficiente para la célula. Y esto es especialmente aplicable a las células nerviosas.

La formación de cuerpos cetónicos (o «cetogénesis») tiene lugar en el hígado, donde la enzima más importante implicada en el proceso es inhibida por la insulina. Por eso, la cetogénesis sólo sucede con niveles bajos de insulina (y concentraciones bajas de glucosa en la sangre: ¡insulina y glucosa, siempre de la mano!). Además, la insulina inhibe la fragmentación de la grasa en moléculas más pequeñas en el tejido adiposo y, con ello, impide la liberación de ácidos grasos, que servirán como ingrediente para la cetogénesis hepática.

¿Por qué es importante saber esto? Porque los cuerpos cetónicos son energía eficiente y útil en ayunas para todas las células y, en particular, para las nerviosas, y están condicionados por los niveles en la sangre de glucosa e insulina.

Los cuerpos cetónicos pueden atravesar con facilidad la barrera hematoencefálica, que separa la sangre del sistema nervioso y la membrana celular. Así, alcanzan el interior de las células nerviosas y son utilizados como combustible. Aportan energía y neuroprotección.

Podemos pensar, trabajar, imaginar, crear… cuando estamos en ayunas (¡con lo costoso que es esto en términos de energía bioquímica!) y notamos incluso mayor lucidez que cuando estamos bien alimentados.

Cuando tenemos flexibilidad metabólica, podemos activar la palanca de uso de esta grasa tan rica para nuestras funciones cognitivas.

En el otro extremo, cuando somos metabólicamente inflexibles, pensamos con dificultad, más despacio, nos cuesta seguir un hilo conductor, nos despistamos con facilidad, se nos olvidan cosas del día a día o nos sentimos inmersos en una especie de niebla mental.

Y va más allá.

Las elevaciones de glucosa en la sangre propias de la rigidez metabólica no sólo impiden la formación de estos valiosos cuerpos cetónicos, sino que también producen un daño directo en el sistema nervioso: debilitan la barrera hematoencefálica y permiten el paso al cerebro de toxinas perjudiciales, procedentes de:

- **El exterior:** por ejemplo, productos químicos derivados de la polución, la contaminación del hogar o el espacio de trabajo, o de los aditivos alimentarios que contienen los procesados, como el glutamato de los potenciadores del sabor o el aspartamo de los edulcorantes artificiales.

- **El interior:** como los radicales libres derivados del metabolismo o las citocinas inflamatorias.

Por otro lado, a una elevación brusca de los niveles de glucosa en la sangre le sigue una caída igualmente intensa, mediada por la acción de la insulina.

Esta bajada reactiva promueve la producción en el cerebro de una sustancia llamada «glutamato» a niveles tóxicos que lesiona las células nerviosas y se traduce en distintos grados de nerviosismo, agitación, ira, ansiedad… hasta pánico y depresión.

A la vez, estos vaivenes desfavorables consumen neurotransmisores, los mensajeros químicos de las células nerviosas responsables de la correcta comunicación entre ellas. Acaban, así, agotándose las reservas de vitaminas y minerales esenciales para la salud del sistema nervioso, como el magnesio, el zinc, el selenio y las vitaminas del grupo B.

Como consecuencia, se da una peor adaptación central al ayuno o a otras situaciones de estrés. Por eso las personas con rigidez metabólica piensan con menos claridad y, cuando están en ayunas, sienten una especial dificultad para concentrarse. ¡Y un no-sé-qué-que-qué-sé-yo! Más vale que se las deje en paz...

Equilibrio emocional

> **Cuando eres metabólicamente flexible, sientes mayor equilibrio emocional.**

Para organizar la respuesta emocional más adecuada a cada situación, en nuestro interior se prepara una mezcla de hormonas y neurotransmisores que envía los mensajes específicos del momento. Por eso nos enfadamos ante un disgusto, lloramos por una pérdida, reímos de felicidad al recibir una buena noticia, sentimos paz al contemplar un mar en calma, aprensión en un lugar apartado y lúgubre o asombro en una fiesta sorpresa.

Las emociones nos sirven para adaptarnos a las condiciones variables del entorno. Que se produzcan unas u otras depende de qué hormonas y neurotransmisores estén implicados. Por ejemplo:

- La dopamina reduce la ansiedad, mejora el ánimo y nos motiva a perseguir un objetivo.

- La serotonina aumenta la sensación de serenidad y otorga mayor capacidad de decisión.

- El cortisol nos prepara para atacar o huir.

- La adrenalina y la noradrenalina nos ponen en alerta, nos activan y nos dan agudeza mental.

- Las endorfinas reducen el dolor y aumentan la sensación de felicidad.

- La oxitocina nos despierta sentimientos de amor incondicional, conexión con los demás y confianza plena.

- El ácido gamma-amino-butírico (GABA) reduce la ansiedad y aumenta la relajación.

Y depende también de cuáles sean los circuitos nerviosos que se activen:

- Las áreas cerebrales: amígdala, hipocampo, corteza frontal o corteza prefrontal.

- El «eje del estrés», que conecta el cerebro y las glándulas suprarrenales.

- El sistema nervioso autónomo, con sus dos ramas: la simpática, que nos pone en alerta y guarda relación con la respuesta de ataque o huida ante el estrés; y la parasimpática, que nos calma, nos ayuda a descansar, hacer la digestión, reproducirnos, crecer y desarrollarnos.

Nuestro cuerpo es un gran contenedor de funciones vitales. Además de las acciones físicas, alberga pensamientos y emociones perfectamente sincronizados. Y (¡cómo no!) inmersos en el universo metabólico. La flexibilidad metabólica (o su falta) lo impregna todo, también esas partes más sutiles que no se ven pero que se viven con intensidad: las emociones.

Si optimizamos el metabolismo, podremos modular las emociones. Y no para suprimir unas consideradas socialmente incorrectas y ensalzar otras mejor aceptadas: todas son necesarias. La alegría, la calma, la sorpresa, la ilusión, la esperanza, el enfado, el temor, la distracción, la melancolía, el aburrimiento, el asco, la irritación, la furia o la agresividad cumplen una función vital: nuestra mejor adaptación a las circunstancias cambiantes.

La gama completa de emociones nos brinda la posibilidad de responder de la manera más apropiada a lo que nos sucede. ¡No debemos coartarlas!

Ahora bien, si queremos lograr una buena salud emocional, necesitamos un espacio interno de equilibrio que nos permita transitar de unas emociones a otras según las necesidades de cada instante, no quedarnos atrapados en éstas o aquéllas. De nuevo, se trata de lograr la mejor respuesta adaptativa.

Las personas metabólicamente flexibles transitan de unas emociones a otras, a medida que cambian las circunstancias. Es como si fluyeran en ese océano emocional. Las personas con rigidez metabólica, sin embargo, parecen estar luchando con el agua. Cuando tenemos poca flexibilidad metabólica, afloran dos aspectos característicos: inestabilidad y tendencia a la irritabilidad.

De la mano de las oscilaciones energéticas por las subidas y bajadas de la glucosa en la sangre y la dificultad de (¡clic!) recurrir a la energía estable de la grasa, pasamos de una cierta euforia cuando estamos en lo alto de la ola a una especie de melancolía cuando caemos a lo más bajo. Si tenemos picos de energía, estamos contentos, alegres, atrevidos, creativos, comunicativos... Y cuando se extingue la hoguera, nos apagamos con ella y nos sentimos tristes, alicaídos, acobardados... Lo que subyace es un mal manejo de energía duradera.

Aparte de esto, las personas metabólicamente rígidas muestran tendencia a la irritabilidad y a las reacciones exageradas de enfado o ira.

¿Qué hay detrás? Por una parte, el impacto de esos picos de glucosa, que tienen un efecto tóxico en la barrera hematoencefálica y en las células del sistema nervioso. Y, por otra, un auténtico problema de neuroinflamación.

Un asunto muy extendido hoy en día asociado a la pérdida de flexibilidad metabólica es la falta de control sobre la inflamación interna. La inflamación crónica, mantenida en el tiempo, daña toda la salud: física, mental y emocional.

Los mediadores químicos de la inflamación, las llamadas «citocinas», lesionan las células nerviosas, actuando como tóxicos para el sistema nervioso, y no pueden más que protestar en forma de brusquedad, enojo, malhumor, irritabilidad... ante el ataque que están sufriendo. Es el equivalente (en lenguaje del cerebro neuroinflamado) a lo que hace una articulación inflamada que se queja con dolor.

Además, las citocinas alteran el funcionamiento normal de los órganos y tejidos, incluido el cerebro y todo el sistema nervioso, y pueden modificar la cantidad y la capacidad de acción de los diversos neurotransmisores y hormonas implicados en las emociones.

Por eso, un desequilibrio de las citocinas sistémicas y cerebrales también desempeña un papel notable en los desórdenes del humor. Una muestra de esto es la observación de que las personas que sufren depresión muestran cifras más altas de citocinas en la sangre y en el tejido nervioso, en comparación con los sujetos sanos.

Necesitamos recuperar el equilibrio energético y controlar la inflamación interna para navegar las olas emocionales... ¡y disfrutar con ellas! Y la clave, de nuevo, la encontramos en la flexibilidad metabólica.

Las personas con flexibilidad metabólica sienten más calma interna, transitan entre las diversas emociones según las necesidades de cada momento, reaccionan con mayor equilibrio ante las dificultades cotidianas y son capaces de percibir las pequeñas alegrías del día a día.

Embarazo

> Con flexibilidad metabólica, podrás responder
> a las demandas específicas del embarazo
> y hacer que transcurra en mejores condiciones
> tanto para el bebé como para ti.

Uno de los momentos vitales en los que probablemente sea necesaria una mayor capacidad de respuesta metabólica al organismo es el embarazo. En lo que sería menos de un instante de nuestra historia, un parpadeo de la evolución, una madre debe adaptarse a un escenario metabólico completamente nuevo en el que proporcionar todos los sustratos energéticos y nutricionales requeridos por un ser en formación para su correcto desarrollo y crecimiento, a la vez que preserva su salud y (¡ojalá!) su bienestar.

En un breve periodo de tiempo, la mujer reajusta toda su maquinaria interna para acoplarse a la perfección a este suceso singular. Y, quizá, de nuevo más adelante, si repite la experiencia.

Durante un embarazo normal, se producen cambios metabólicos profundos mientras ella sigue siendo, en apariencia, la misma persona. La falta de flexibilidad metabólica aumenta de forma significativa el riesgo de complicaciones durante el embarazo.

Se ha constatado que las mujeres con obesidad presentan más probabilidades de padecer complicaciones graves llamadas «preeclampsia» (que cursa con hipertensión y daño renal) y «eclampsia» (hipertensión y crisis convulsivas), además de un riesgo mayor de sufrir abortos espontáneos (parece que se debe a la liberación descontrolada de citocinas inflamatorias, que actúan sobre el ovocito fecundado, dañándolo). Padecen más las molestias propias del embarazo, sobre todo dificultad respiratoria, hipotensión postural y acidez de estómago, reflujo y hernia de hiato. Por otra parte, tienen un riesgo más alto de parto prematuro.

También lo pasan peor a nivel emocional: las mujeres con obesidad sufren más de depresión posparto, ansiedad y dificultad para gestionar el estrés.

Por su parte, los bebés de mujeres obesas con frecuencia presentan malformaciones congénitas (como la falta de cierre del tubo neural, el labio superior o el paladar) y alto peso en el nacimiento, aunque, paradójicamente, ligado a estados de desnutrición por falta del aporte correcto de nutrientes durante la gestación.

Un rasgo característico de estas personitas es que, en el futuro, muestran mayor tendencia a exceso de peso y rigidez metabólica en la vida adulta.

¿Y todo esto por qué? Porque subyace el requerimiento de un modo metabólico gestacional específico, diseñado para evitar resultados adversos de la captación, transporte y utilización de nutrientes tanto en la madre como en el bebé en formación.

Cuando se analiza el estado metabólico en las mujeres embarazadas, se observa que el porcentaje de oxidación de las grasas cambia según estén en ayunas o en el periodo posprandial, igual que sucede fuera del embarazo, y el porcentaje de oxidación de grasa se va modificando con el tiempo: la combustión de grasas es menor en el tercer trimestre que en otras fases del embarazo en ambos grupos de mujeres.

Cuando se compara el estado metabólico de mujeres embarazadas teniendo en cuenta el peso corporal, se observa que el nivel de flexibilidad metabólica cambia notablemente: del 83 por ciento en mujeres en normopeso al 30 por ciento en mujeres con exceso de peso ya al inicio (en el primer trimestre) de la gestación.

Es decir, las mujeres embarazadas con exceso de peso tienen menos flexibilidad metabólica que las que mantienen un peso adecuado para su estatura.

La falta de flexibilidad metabólica parece ser un factor causal importante en la mayor prevalencia de dificultades en un momento vital de tanta exigencia adaptativa. Debe existir, por tanto, una flexibilidad metabólica a medida que permita a la madre adaptarse a la sobrecarga específica y cambiante que supone el embarazo y asegurar el aporte de nutrientes para el bebé en formación. Y todo con el fin último de asegurar la salud y el bienestar tanto de la madre como de su descendencia.

Con flexibilidad metabólica es más fácil adaptarse a las

exigencias de un embarazo, se pueden reducir las molestias típicas de la gestación, mejora el aporte al bebé de energía y nutrientes necesarios para su crecimiento y desarrollo, y se reducen los riesgos de complicaciones graves, tanto para la mamá como para él.

Envejecimiento de éxito

> **Cuando tienes flexibilidad metabólica, no envejeces: ¡cumples años con salud y bienestar!**

La flexibilidad metabólica está inversamente relacionada con el envejecimiento. Es decir, cuanto más flexibles seamos, menos envejeceremos; y, cuanto menos flexibles seamos, más viejos nos haremos.

Y no es que acelere o retarde el contador de los días vividos desde que nacimos. Se trata del transcurrir de la edad biológica, esa medida interna del estado de salud y vitalidad de nuestras células, tejidos y órganos. Nuestra edad real.

Los estudios de flexibilidad metabólica en relación con el deterioro que se produce en el organismo con el devenir de los años muestran que el predominio de la vía de la glucosa está relacionado con la senescencia a través de un mecanismo triple:

- La producción excesiva de citocinas inflamatorias.

- La acumulación de radicales libres.

- La activación exagerada de mTOR, el receptor que promueve la multiplicación celular y el crecimiento, e inhibe la autofagia.

Éste es otro aspecto fundamental. El sistema de «reducir, reutilizar y reciclar» que se lleva a cabo en nuestro interior gracias a la autofagia es un seguro de antienvejecimiento. En especial, la acción específica que tiene lugar sobre las mitocondrias.

La alteración de la función mitocondrial y de las rutas de captación y combustión de nutrientes, sobre todo de las relacionadas con el metabolismo de la glucosa, es una marca diferencial del envejecimiento. La posibilidad de activar la mitofagia nos protege de este daño y potencia la flexibilidad metabólica.

Los estudios acerca de cómo la flexibilidad metabólica se ve alterada con la edad muestran que una de las causas principales de este daño es la vida moderna, en particular, el sedentarismo. El ejercicio físico, tanto de movilidad como de fuerza, es una potente estrategia preventiva para mejorar la flexibilidad metabólica y favorecer el envejecimiento saludable.

Además, tiene un efecto terapéutico: un amplio estudio llevado a cabo en mujeres posmenopáusicas mostró que el entrenamiento de resistencia ayudaba a recobrar en ellas la capacidad de movilizar y oxidar los ácidos grasos, sugiriendo que la flexibilidad metabólica se puede recuperar y potenciar en etapas avanzadas de la vida.

La vida activa y el ejercicio físico en la «tercera juventud» no sólo engrasa nuestras bisagras mecánicas, sino también las internas. Y, con ello, toda nuestra salud: física, mental y emocional.

Entender la pérdida de flexibilidad metabólica como una causa del envejecimiento fallido y el desarrollo de las enfermedades típicamente asociadas a él nos ofrece pistas muy valiosas para aprender a retrasar la aparición de problemas de salud típicos de la edad y ampliar así tanto la esperanza de vida como la calidad del día a día y el bienestar.

A nivel microscópico y molecular, la flexibilidad metabólica es una propiedad universal de las células sanas.

En un orden macro, esta virtud se vuelca luego en nuestro todo: en aspectos físicos tan distintos como la cantidad de energía que manejamos o la posibilidad de controlar el hambre, la aptitud para reciclar las células, llevar mejor un embarazo o protegernos del deterioro propio de la edad, aspectos mentales como la capacidad de concentración, la memoria y la creatividad, y emocionales como la ecuanimidad o la fluidez afectiva… que determinan el global cósmico de nuestra salud.

¡Merece la pena trabajar por ella!

Quizá te falta flexibilidad

Exceso de peso

> Cuando te falta flexibilidad metabólica,
> tienes mayor tendencia a ganar peso
> y te cuesta perder los kilos de más.

Uno de los problemas más comunes hoy en día, y que más preocupan en materia de nutrición, es el del exceso de peso.

También se trata de uno de los asuntos más complejos de la salud. El exceso de peso no sólo repercute en el conflicto con la propia imagen, la autoestima o las relaciones personales. Conlleva complicaciones tan graves como resistencia a la insulina y diabetes tipo 2, enfermedad cardiovascular, apnea del sueño, problemas gastrointestinales, alteraciones cutáneas, alergias, lesiones osteoarticulares, dificultades de la fertilidad, algunos tipos de cáncer y un acortamiento global de la vida.

Afecta a un elevado porcentaje de la población: según la Organización Mundial de la Salud, el número de personas con obesidad se ha triplicado desde 1975. En la actualidad, cuatro de cada diez personas adultas tienen sobrepeso y una o dos de cada diez son obesas.

Para combatir este trastorno, desde hace décadas se insta a la población a comer menos y gastar más calorías, pero no funciona. Las dietas basadas en el recuento de calorías han demostrado tasas de fracaso tan elevadas como el 99,5 por ciento. Ahora sabemos que la clave está en la flexibilidad metabólica. O, mejor dicho, en la pérdida de flexibilidad metabólica.

Si algo caracteriza la rigidez metabólica es su relación con el sobrepeso y la obesidad. Típicamente, las personas con inflexibilidad metabólica tienden a ganar peso con tan sólo ligeros excesos en la dieta, y presentan una dificultad seria para perder el superávit acumulado.

En la década de los ochenta se empezó a vislumbrar una característica propia del metabolismo humano: la capacidad de adaptarse (o no) a los cambios del entorno. Esta plasticidad metabólica fue reconocida oficialmente en 1983 por Saltin y Gollnick mientras revisaban las reacciones metabólicas de las células a las variaciones de las circunstancias energéticas; en concreto, la respuesta metabólica del músculo al ejercicio.

Una década más tarde, Kelley y su equipo acuñaron el término «flexibilidad metabólica» en sus investigaciones sobre la elección de combustible en personas delgadas en comparación con lo que ocurría en personas obesas. Descubrieron que el metabolismo de las personas delgadas mostraba una llamativa facilidad para adaptar la preferencia de combustible después de un ayuno nocturno, y las llamaron «metabólicamente flexibles». Las personas obesas, sin embargo, mostraban un peor manejo en comparación con las delgadas; debido a esta incapacidad para responder a los distintos retos metabólicos, a estos pacientes los llamaron «metabólicamente inflexibles».

Estudios más recientes han demostrado que, en el contexto de una dieta rica en grasas saludables, las personas delgadas con adecuada flexibilidad metabólica son capaces de aumentar la quema de ácidos grasos a expensas de la glucosa, mientras que las obesas no, y que esto se refleja incluso en la expresión de sus genes.

Los estudios realizados en situaciones de exceso calórico han mostrado que, de tanto tirar de la palanca (*pull*) de las mismas rutas metabólicas, esta flexibilidad termina alterándose.

El excedente de nutrientes repetitivo de la abundancia de comida conduce al final a una especie de indecisión metabólica mitocondrial y a una utilización incompleta de los sustratos para la producción de energía. Esto afecta a puntos cruciales donde convergen las rutas metabólicas de ácidos grasos, glucosa y aminoácidos, hasta que el difícil flujo de sustratos se ralentiza tanto que da lugar al denominado «atasco o embotellamiento metabólico mitocondrial».

En estas situaciones, la rama que se encuentra más comprometida es la de la combustión de la glucosa. La reducción de su uso puede llevar a acumulación de sustratos, alteración estructural del receptor de insulina y reducción de su activación, todo lo cual provoca una disfunción global de la señal de insulina y del metabolismo de la glucosa por parte de la célula.

El ineficiente uso de esta energía eleva la producción de radicales libres, cuya acumulación causa daño oxidativo en la célula y la propia mitocondria. Se altera su estructura, su función y su potencial de renovación por biogénesis mitocondrial.

Además, al no metabolizarse bien, se va produciendo un almacenamiento de sustratos en depósitos inusuales. El exceso de calorías se acumula en forma de grasa: primero, en órganos como el músculo y el hígado, y después, en el tejido adiposo, cuando alcanzan su capacidad máxima y no pueden dar más de sí. A continuación, puede seguir almacenándose en depósitos grasos atípicos, como la grasa que envuelve el intestino, el corazón o los riñones.

En el centro del origen de la obesidad subyace la incapacidad para regular los procesos metabólicos del uso de sustratos y para acceder a las reservas acumuladas en forma de grasa.

La obesidad dificulta aún más la utilización correcta de combustible por parte de la célula. Así, la inflexibilidad metabólica y la acumulación de grasa propia de la obesidad se influyen mutuamente, como en un círculo vicioso.

Si tenemos alterado el metabolismo de la glucosa y somos

incapaces de utilizarla como fuente de combustible, subimos de peso (incluso con extras que nos parecen pequeños despistes en la dieta), aumenta nuestro porcentaje de grasa corporal y podemos desarrollar lo que se conoce como «hígado graso» y otros problemas importantes de salud.

La obesidad está ligada a un estado crónico de inflamación interna debido a que, desde los depósitos de grasa (en particular, desde los depósitos anómalos de la grasa visceral y abdominal), se liberan citocinas inflamatorias. Por eso el almacenamiento excesivo de grasa, secundario a las anormalidades metabólicas y a los defectos de la sensibilidad a la insulina, favorece otras alteraciones como la diabetes tipo 2, la enfermedad cardiovascular y algunos tipos de cáncer.

Para resolver el problema del exceso de peso, necesitamos tener presente todo esto, que es cómo funciona nuestro cuerpo. La clave no está en modificar la cantidad de calorías que entran y salen del organismo, sino en acceder a la energía almacenada en forma de grasa, mantener niveles bajos de insulina y potenciar la flexibilidad metabólica.

Por lo general, las personas que siguen dietas basadas en el recuento de calorías consiguen perder peso en un primer momento, pero (¡para su gran frustración!) llegan a un punto de estancamiento y una posterior recuperación del peso perdido, incluso por encima del inicial. ¡A pesar del cumplimiento! No es justo acusar a estas personas de mentir o hacer trampas…

El problema radica en la estrategia elegida. «Comer menos y gastar más», a base de dietas hipocalóricas y un incremento en la actividad física, parece lógico, pero no funciona. Las dietas basadas en el recuento calórico, es decir, aquellas cuyo objetivo es ingresar en el organismo menos calorías de las que se van a gastar para conseguir una pérdida de peso, no están dando buenos resultados.

Para comprender a qué se debe este fracaso (y poner soluciones) debemos reorientar la mirada hacia el interior del cuerpo y situar bajo el foco la plasticidad metabólica. Las dietas hipocalóricas se apoyan en un supuesto falso: que nuestro cuerpo trata todas las calorías por igual. Según esta teoría, una vez que ingerimos alimentos, los reducimos a calorías que almacenamos en una única forma de reserva energética, que emplearemos después según las necesidades a corto, medio y largo plazo. Pero nuestro organismo no funciona así.

Almacenamos la energía en esos dos compartimentos:

- **Glucógeno.** Constituido por paquetes de glucosa, se almacena en los músculos y el hígado y es un depósito de reserva de fácil acceso para emplearlo a corto plazo. El problema es que es limitado y, una vez que se llena, necesitamos otro depósito de energía.

- **Grasa corporal.** Almacena energía sin límite que podemos emplear a largo plazo. ¿Su inconveniente? Que es de difícil acceso y requiere una contraseña.

Estos dos compartimentos son distintos y no se usan a la vez ni de la misma manera. Primero recurrimos a las reservas energéticas almacenadas en forma de glucógeno y después, a las de la grasa.

En nuestro cuerpo, cuando se termina el glucógeno (el equivalente a lo que guardamos en la nevera o en la cuenta bancaria diaria), podemos acudir a la grasa (la despensa o la cuenta de seguridad). La consigna para hacerlo es tener en la sangre niveles bajos de insulina, la hormona encargada de introducir la glucosa en las células. Podemos pasar de un compartimento a otro gracias a los niveles bajos de insulina.

Cuando se elevan estos niveles, nos es imposible quemar la grasa de reserva. Esto se debe a que, por un lado, la insulina alta es la señal hormonal que transmite al organismo el mensaje de que hay que almacenar energía (no gastarla) y, por otro, a que la insulina alta bloquea la ruta de descomposición de la grasa para obtener energía.

¿Cuándo se eleva la insulina?

- Cada vez que comemos, pues todos los alimentos estimulan la producción de insulina.

- Cada vez que tomamos carbohidratos (pan, pasta, galletas, cereales de desayuno, azúcar de mesa, fruta…), ya que son los alimentos que más elevan la insulina.

- En determinadas enfermedades, como la diabetes tipo 2, el síndrome metabólico y la resistencia a la insulina, consecuencia directa de los niveles constantemente altos de insulina.

La manera de cortar el círculo vicioso de la elevación de insulina y la repercusión negativa que esto tiene en el organismo (que reacciona elevando más aún los niveles) es encontrar una estrategia que frene su producción.

Y aquí es donde entra en juego la flexibilidad metabólica y una práctica ancestral de gran ayuda: el ayuno. El ayuno es la manera más eficaz de reducir la insulina.

Si no paramos de comer, el cuerpo no deja de recibir la

señal de que hay que guardar energía en vez de quemar las reservas.

Una persona que come poco para perder peso puede gastar sus reservas de glucógeno (¡primer paso conseguido!) pero, si los niveles de insulina siguen altos (por ejemplo, porque ese poco que ha comido es en forma de carbohidratos), no puede acceder al segundo compartimento ni quemar la grasa almacenada (¡no pasa de nivel!).

Como estamos hechos para sobrevivir, el cuerpo pondrá en marcha mecanismos para que no le falte energía: activará la señal de hambre para que tome algo que le ayude a reponer fuerzas y ralentizará su metabolismo para reducir los gastos (¡y le costará aún más respetar la dieta y perder peso!).

Con el ayuno, agotamos los depósitos de glucógeno y mantenemos niveles bajos de insulina, con lo que el cuerpo es capaz de quemar grasa y perder peso. Como está obteniendo la energía que necesita, no sufre hambre ni frena el metabolismo.

La cuestión es acceder a la cuenta bancaria de seguridad: la clave es la insulina baja, no la cantidad de calorías que se consumen.

A la larga, la flexibilidad metabólica alterada durante periodos largos de exceso calórico termina afectando a múltiples tejidos y órganos, y, con ello, a toda la salud. Por eso el exceso calórico se asocia típicamente, entre otros problemas de salud, con la obesidad, la diabetes tipo 2 y la enfermedad cardiovascular.

¡En la flexibilidad metabólica tenemos la llave maestra!

Cuando tienes rigidez metabólica, a tus células
les cuesta controlar las elevaciones de la glucosa
en la sangre.

A lomos de la rigidez metabólica, y de la mano de la alimentación y el estilo de vida modernos, ha irrumpido en nuestra vida la diabetes tipo 2, uno de «los cuatro jinetes de la muerte», junto con las enfermedades neurodegenerativas, la enfermedad cardiovascular y el cáncer, llamadas así por ser las causas por las que con más probabilidad morimos los humanos en el mundo desarrollado.

El problema fundamental de la diabetes tipo 2 es el mal manejo que hace el organismo de la glucosa.

En su estadio inicial, se conoce como «resistencia a la insulina» ya que las células se hacen sordas, resistentes, insuficientes (metabólicamente hablando) para responder a las indicaciones de la hormona. Cuando el problema persiste y se agrava, evoluciona hacia una etapa de prediabetes y, al final, de franca diabetes tipo 2.

Podemos decir que la resistencia a la insulina, la prediabetes y la diabetes tipo 2 son distintos grados de un mismo problema: las células no responden de manera adecuada a la insulina y son incapaces de metabolizar bien la glucosa. Como resultado de este bloqueo en la captación y la combustión de la glucosa, se va acumulando a las puertas de las células y aumenta su concentración en la sangre.

La excesiva cantidad de glucosa circulante erosiona los

tejidos y termina provocando trastornos de los sistemas circulatorio, renal, cutáneo, nervioso e inmunitario, y estos daños pueden llevar al desarrollo de diversos grados de incapacidad física y cognitiva y a una reducción de la esperanza de vida.

Los estudios realizados en personas con diabetes tipo 2 muestran que, después de una ingesta, tienen menos capacidad de captación de ácidos grasos libres y glucosa en las células del músculo, y niveles más altos de glucosa en la sangre en comparación con las personas sanas.

Y, en ayunas, a las células musculares les cuesta cambiar (¡clic!) al modo oxidación de ácidos grasos, a diferencia de lo que ocurre en las personas sanas. Además, se observa una fuerte implicación mitocondrial.

Las mitocondrias de las personas con diabetes tipo 2 (y obesidad):

- Cambian de forma y menguan de tamaño.

- Tienen menor capacidad de combustión de nutrientes.

- Son incapaces de elevar la replicación del ADN y, con ello, de activar la renovación de las mitocondrias dañadas.

- Muestran menor cantidad de un regulador especial de la membrana externa que modula la dinámica y la comunicación entre las mitocondrias, en comparación con las de las personas sanas.

Si seguimos observando, encontramos otro hallazgo revelador: lo que sucede en situaciones de sobrecarga de nutrientes por abundancia en la alimentación.

Los estudios han mostrado que la superabundancia tanto de glucosa como de aminoácidos se encuentra muy ligada a la resistencia a la insulina y a la diabetes tipo 2. Es decir, excesivos nutrientes ahogan la maquinaria de combustión celular, en particular en el hígado y el músculo, y con ello contribuyen a la acumulación de intermediarios incompletamente oxidados: dejan residuos mal quemados.

Estos remanentes obstruyen las rutas metabólicas y convierten la glucosa en algo casi inútil como combustible para la célula. En combinación con el aumento de radicales libres perjudiciales, todo ello puede conducir a la resistencia a la insulina o agravarla.

De una manera u otra, en el núcleo del origen de la resistencia a la insulina y a la diabetes tipo 2 subyace una pérdida de flexibilidad metabólica, incluso en las personas con diabetes tipo 2 familiar.

Se sabe que las personas con antecedentes de diabetes tipo 2 entre sus progenitores presentan un riesgo aumentado de desarrollar inflexibilidad metabólica. ¡Y no es sólo una cuestión genética! Los ajustes metabólicos y los rasgos mitocondriales están detrás de los cambios en la expresión de los genes.

Se trata de modificaciones epigenéticas (por encima de los genes) de la expresión del ADN, es decir, matices en el estado de los genes que tienen lugar como respuesta a cambios del ambiente que repercuten en su manifestación final.

En el mundo de los genes, la epigenética sería algo así como el poder de los complementos en el nuestro, cuando nos arreglamos para una ocasión. El material genético sigue siendo el mismo, pero, según los accesorios moleculares, expresa cosas distintas. ¿Que se le añaden unas moléculas llamadas «grupos metilo»? Se cierra en sí mismo y guarda silencio. ¿Que se modifican sus proteínas asociadas (histonas)? Sube o baja el volumen de su mensaje. ¿Que necesita ayuda del material genético vecino (el llamado «ADN no codificante»)? Pues se acerca, se une, se funde con él o levanta sus barreras…

Los genes siguen siendo los mismos: elementos externos, por encima de ellos, los transforman según las circunstancias. El resultado final cambia.

En familias con diabetes tipo 2, cuyas células musculares responden de manera diferente a los nutrientes, los genes implicados presentan un estado alterado de metilación. En concreto, los genes implicados en la fabricación de enzimas situadas en los cruces de las rutas metabólicas y la señalización de la insulina.

Se ha constatado que también se dan cambios epigenéticos en las células del páncreas.

Por otra parte, se ha visto que algunas áreas activadoras de muchos genes importantes para la supervivencia y la función de las células productoras de insulina del páncreas están también accesorizadas (metiladas) de forma diferente en personas sanas y en las que padecen diabetes tipo 2. Y la frecuente asociación entre obesidad y diabetes tipo 2 puede guardar relación con este mecanismo epigenético.

Las personas con sobrepeso y obesidad detentan todo un paisaje epigenético alterado. Es como si el telón de fondo hubiera cambiado durante la función… Esto se traduce en un metabolismo inadecuado de la glucosa y las grasas, y una defectuosa actuación mitocondrial en el tejido adiposo, el músculo y el hígado.

Cuando tienes rigidez metabólica, tus células utilizan mal

la glucosa como fuente de combustible, se elevan los residuos celulares dañinos para las mitocondrias (y, con ello, para toda tu salud global) y tienes más probabilidades de desarrollar resistencia a la insulina y diabetes tipo 2, tanto *ex novo* como si contabas con antecedentes familiares.

¡Pero no es un camino sin retorno!

La experiencia también demuestra que, cuando se recupera la flexibilidad metabólica, se liberan aspectos mitocondriales y epigenéticos ligados a la aparición de la diabetes tipo 2 y mejora la respuesta celular a la insulina.

Respuesta inmune débil

> **Cuando te falta flexibilidad metabólica,
> tu sistema inmunitario se debilita.**

La flexibilidad metabólica y el reajuste del flujo energético celular son dos aspectos esenciales para el funcionamiento del sistema inmunitario. En las células de este sistema debe existir una adecuada alternancia en el uso de combustible para funcionar de manera óptima.

Los detalles en cuanto a la regulación molecular exacta y los ajustes metabólicos que se llevan a cabo difieren entre las distintas poblaciones de linfocitos. ¡Y son una preciosa muestra de hasta qué punto la flexibilidad metabólica nos hace ser como somos! Por ejemplo, los linfocitos (protagonistas principales de esta película) en su estado original, llamados «linfocitos primitivos», dependen de la combustión de ácidos grasos. Y, tras la estimulación inmune por la llegada de un microorganismo invasor (pongamos un virus o una bacteria), desvían su rumbo metabólico hacia la vía de la glucosa para obtener energía.

Así, los linfocitos activados pueden conseguir el ATP necesario para garantizar su supervivencia y prolongar la esperanza de vida. ¡Y no sólo eso! Con este ajuste, hacen que se originen productos intermediarios del metabolismo, como ciertos aminoácidos, que servirán como ingredientes clave para la fabricación de moléculas implicadas en la respuesta de defensa competente. Con su plasticidad, consiguen energía y elementos de defensa. ¡Dos en uno!

Otro grupo de células, los linfocitos T de memoria, también utilizan la glucosa como combustible y generan sustratos intermedios. En este caso, liberan triglicéridos, que son utilizados en la combustión de ácidos grasos para producir un plus de energía.

Los macrófagos, las células *natural killer* y los monocitos del sistema de defensa innata pueden ser reprogramados epigenéticamente (por ejemplo, tras una infección o la aplicación de una vacuna) en un mecanismo llamado de «inmunidad entrenada», que confiere una potente protección frente a una posible infección ulterior.

Igual que sucede con los linfocitos, hay una base metabólica para entrenar a estas células. En concreto, un viraje de rutas enzimáticas hacia la combustión de glucosa. Este aumento del metabolismo de la glucosa en las células permite una respuesta más robusta y eficaz frente a los futuros patógenos invasores.

Pero la glucosa no es siempre la mejor opción, al menos no para todas las células. En un escenario diferente, los macrófagos alojados en la grasa corporal (el tejido adiposo) pueden contribuir al control o aumento de la inflamación y a la resistencia a la insulina según su respuesta metabólica:

- **Macrófagos M1.** Basan su metabolismo en la glucosa, ejercen un papel proinflamatorio y contribuyen a la inflamación adiposa y la resistencia a la insulina.

- **Macrófagos M2.** Dependen del metabolismo de los ácidos grasos, segregan citocinas antinflamatorias (como la adiponectina) y preservan la sensibilidad a la insulina.

El cambio de clavija hacia la combustión de la glucosa o de la grasa muda el tipo de estos macrófagos particulares, a M1 o M2, y esto es clave, pues tanto la respuesta de defensa como el control de la inflamación son fundamentales para preservar la salud global.

La inflamación descontrolada es uno de los elementos determinantes del llamado *inflammaging*, el envejecimiento precoz y enfermizo, la pérdida de funcionalidad, salud, plenitud y bienestar ligada al paso del tiempo. Como ya sabemos, depende de la robustez del sistema inmunitario y de la capacidad de las células de cambiar de vía metabólica, es decir, de preservar su flexibilidad.

Otro ejemplo de cómo la inflexibilidad metabólica del sistema inmunitario y la inflamación descontrolada se trasladan a la vida cotidiana es lo que sucede en la sepsis o septicemia. Se trata de un proceso muy grave, potencialmente mortal, causado por una respuesta inmunitaria desmesurada frente a una infección, junto con la activación de respuestas tanto proinflamatorias como antiinflamatorias fuera de control que terminan dañando tejidos y órganos propios.

Al estudiar la flexibilidad metabólica en las células del sistema inmunitario se ha descubierto que, durante la sepsis, se da un profundo cambio en el metabolismo agudo del linfocito. Éste, a través de sus distintas rutas enzimáticas (tanto de la vía de la glucosa como de la de la grasa), se va frenando hasta acabar en una auténtica inmunoparálisis y la incapacidad para montar una respuesta inmune adecuada. Esto, además, provoca una disfunción repentina y total en el complejo enzimático de las mitocondrias y el fallo final del funcionamiento de los órganos: fracasan el corazón, el pulmón, los riñones, el hígado, el cerebro... Y a esto se suma el daño causado por una inflamación descontrolada, fuera de sí, debido a que la flexibilidad metabólica perdida es incapaz de mitigar el proceso inflamatorio.

Las células del sistema inmunitario necesitan ser metabólicamente flexibles para funcionar. ¡Nuestra capacidad de defensa es pura adaptación! Cuando te falta flexibilidad metabólica, tienes mayor tendencia a los resfriados, sufres algún tipo de alergia cutánea o respiratoria, te molestan las articulaciones, se te hincha la barriga con facilidad y cuentas con más probabilidades de que una infección se complique y evolucione a algo grave.

Enfermedad cardiovascular

> **Cuando te falta flexibilidad metabólica, sufres más problemas de hipertensión o daño cardiaco.**

El rendimiento cardiaco está sostenido por la alternancia entre la oxidación de la glucosa y la de los ácidos grasos. En circunstancias normales, debido a su eficiente aporte energético en comparación con el de la glucosa, las grasas son el combustible favorito de las células del miocardio (el músculo cardiaco). Para eso cuentan con una alta expresión de los genes que codifican las proteínas clave de las rutas metabólicas involucradas en la captación y la oxidación de los ácidos grasos.

En situaciones de alta demanda energética, como puede ser el ejercicio físico o el estrés, por el contrario, las células del corazón cambian su metabolismo hacia la oxidación de glucosa.

Bajo la estimulación del sistema nervioso simpático del corazón, mediada por la unión a sus receptores celulares de hormonas como la adrenalina y la noradrenalina, se manda la señal para cambiar de vía y aumenta el flujo de sustrato por la ruta metabólica de la glucosa. Rápidamente, se pasa a oxidar glucosa, incluso en presencia de ácidos grasos. Con esto se logra una mayor producción de ATP mitocondrial y sostener la carga energética incrementada de manera súbita en el corazón.

Cuando termina el estímulo, la célula cardiaca vuelve a su ruta habitual de combustión de grasa y sigue obteniendo la energía de reposo que necesita.

El problema surge cuando esta aceleración de emergencia se perpetúa en el tiempo. Cada vez es más difícil cambiar de vía. Se produce entonces una acumulación de grasas en el interior de las células cardiacas, que no se aprovechan bien y liberan radicales libres. El aumento de estos radicales libres tóxicos daña la mitocondria (y otras estructuras) de las células del miocardio y desemboca en una alteración de la función metabólica global.

Al final, el corazón estresado se vuelve metabólicamente inflexible y ve reducida su capacidad para utilizar los eficientes ácidos grasos a los que estaba habituado, a la vez que termina dependiendo del metabolismo de la glucosa.

Esta disfunción mitocondrial y la dependencia del metabolismo de la glucosa es lo que suele observarse en el infarto de miocardio, la hipertrofia ventricular y la hipertensión arterial, más aún si se da en personas con obesidad y diabetes tipo 2, en las que se ha constatado que la rigidez y el daño son aún mayores.

Cáncer

Cuando sufres inflexibilidad metabólica, tienes más riesgo de padecer algunos tipos de cáncer.

Esta historia comienza en el antiguo Egipto, donde se han hallado los primeros registros. Llevamos miles de años (si no más) luchando contra el cáncer. Hemos pasado por la era de la cirugía (cortar por lo sano), de la radioterapia (quemar el tumor) y de la quimioterapia (envenenar las células tumorales), los genes, las hormonas, el sistema inmunitario... y seguimos sin salir victoriosos.

¿Y si la flexibilidad metabólica puede arrojar algo de luz? La evidencia epidemiológica muestra que, a través de su relación con la resistencia a la insulina, las personas con diabetes tipo 2 tienen un mayor riesgo de sufrir ciertos tipos de cáncer, como el de páncreas, hígado, útero y colon, y un aumento del 33 por ciento de mortalidad total por cáncer.

Por su parte, la otra marca diferencial de la rigidez metabólica, el exceso de peso, aumenta también el riesgo de cáncer, esta vez ligado a un mecanismo de inflamación descontrolada por medio de la elevación de los niveles circulantes de citocinas proinflamatorias liberadas por el tejido adiposo.

La experiencia acumulada a lo largo de los años ha dejado claro que los dos factores causales que más influyen en la flexibilidad metabólica están ligados, asimismo, al crecimiento tumoral de las células.

Uno es el tipo de vida sedentario. El ejercicio físico está inversamente relacionado con ciertos tipos tumorales. Dicho con otras palabras: llevar una vida activa puede reducir el riesgo de cáncer.

Y esto se produce por tres mecanismos principales:

- La pérdida del exceso de peso corporal y grasa acumulada, y sus dañinos efectos proinflamatorios.

- La regulación de los niveles de insulina y el factor de crecimiento similar a la insulina IGF-1, que promueve el crecimiento descontrolado de las células.

- La modulación positiva de la función inmune, principal barrendero de clones tumorales en el organismo.

Se dice que el músculo es un «órgano metabólico» por su valiosa colaboración a la hora de modular los niveles sanguíneos de glucosa. Un músculo bien entrenado capta mejor la glucosa de la sangre y permite una mayor adaptación a sus elevaciones, secundarias a la ingesta de alimentos ricos en carbohidratos o al estrés. Así, ejerce un efecto global en el equilibrio dinámico de los niveles de glucosa. Los niveles descontrolados de glucosa en la sangre están directamente asociados a la transformación tumoral de las células. Por todo esto, se propone que el estilo de vida sedentario (tan frecuente hoy en día) pueda estar vinculado al disparo al alza en las cifras de cáncer. *Sitting is the new smoking!*

El otro es la alimentación. Por su parte, la composición de la dieta también está correlacionada con el desarrollo de ciertos tipos de cáncer. Las dietas altas en grasas tóxicas (aceites refinados y grasas hidrogenadas) y las basadas en carbohidratos que producen una elevación brusca de la concentración de glucosa en la sangre (azúcar, pan blanco, pasta, pizza, bollería, etc.) han mostrado un mayor riesgo de padecer ciertos tipos de cáncer: colon y recto, páncreas, mama, pulmón y próstata.

Sin embargo, lo hacen por distintos mecanismos:

- Las grasas tóxicas, por daño mitocondrial causado por el exceso de radicales libres.

- Los carbohidratos de rápida absorción, por la elevación de la insulina y del factor IGF-1 ligado a la vía de la glucosa que imita los efectos anabólicos de la insulina.

Y no son sólo las grasas (tóxicas) y los carbohidratos (de rápida absorción). El contenido de proteínas en la alimentación también influye en el desarrollo de cáncer. Se ha observado que las dietas con un contenido excesivo de aminoácidos aumentan el riesgo de cáncer a través de la activación desmesurada de la vía mTOR, que promueve el crecimiento celular e inhibe la autofagia.

Los estudios en roedores muestran que la restricción calórica (o reducir la ingesta de calorías) influye positivamente en los niveles de insulina e IGF-1 mediante la reducción de la señal metabólica de la vía de la glucosa, y sugieren que restringir la ingesta de carbohidratos ayuda a controlar el crecimiento tumoral. Lo mismo sucede con las proteínas, al inhibir la señal de mTOR. De este modo, se consigue retrasar la aparición de cáncer en ratones ancianos y en monos Rhesus hasta en un 50 por ciento.

¿Por qué influyen tanto la alimentación y el estilo de vida en el desarrollo del cáncer? Si observamos con atención una célula tumoral, encontraremos algunas pistas.

Primero, la mayoría de las células tumorales tienen suficiente capacidad de adaptación como para ganar una ventaja diferencial sobre las células sanas y sobrevivir, por encima de ellas, en un ambiente falto de nutrientes. Y no es que las células cancerígenas se hagan metabólicamente nuevas, como si fuera una reprogramación, sino que redirigen sus rutas metabólicas para amoldarse al nuevo escenario.

De esta forma, las células de la mayoría de los tumores desarrollan una o varias de las siguientes marcas (metabólicas) distintivas:

- Modos oportunistas de adquisición de nutrientes: las células tumorales pueden captar y quemar los sustratos que necesitan para obtener energía en ambientes pobres en combustible.

- Utilización alterada de la glucosa.

- Cambios no sólo en sus genes, sino también en su regulación, por la acción de productos resultantes del metabolismo.

Segundo, tanto para la activación como para la proliferación celular en el cáncer, las células tumorales dependen, sobre todo, de cantidades elevadas de glucosa y del aminoácido glutamina. Es lo que se conoce como «efecto Warburg».

En 1924, el premio Nobel Otto Warburg descubrió que las células cancerígenas metabolizan la glucosa de una manera distinta a como lo hacen las sanas: queman la glucosa sin utilizar oxígeno. Esto, que puede parecer intrascendente, en el mundo metabólico y el universo de las células es fundamental…

En condiciones de suficiente disponibilidad de nutrientes, las células humanas queman la glucosa en presencia de oxígeno, por la vía llamada «aerobia». Por eso se habla de «la respiración mitocondrial». Estamos diseñados así.

Las células tumorales, sin embargo, metabolizan la glucosa por la vía propia de la escasez típica de los organismos anaerobios (que significa «sin oxígeno»). Warburg hipotetizó que las células tumorales deben de tener algún tipo de defecto mitocondrial, y una respiración celular alterada las obliga a depender de esa vía anaerobia de utilización de la glucosa para obtener energía.

Hoy en día, las investigaciones que se siguen llevando a cabo en torno al efecto Warburg han descubierto que la falta de flexibilidad metabólica está correlacionada de manera directa con este metabolismo típico de las células del cáncer.

No se trata tanto de un defecto de la mitocondria como de un cambio de su función. Y éste es un punto crucial en todo el proceso.

La respiración mitocondrial no está alterada en las células tumorales, no hay un fallo de la maquinaria metabólica. Lo que sucede es que las células del cáncer prefieren esta vía metabólica de la glucosa, aunque dé menos energía en forma de ATP. Y es la única vía que utiliza. No cambia la clavija...

Pero ¿no es la obtención de energía la máxima aspiración de los organismos en la naturaleza? No siempre. El móvil de las células cancerígenas no es (sólo) energético: necesitan obtener bloques de construcción para llevar a cabo la multiplicación celular acelerada y el crecimiento del grupo tumoral. Esto lo consiguen fomentando el metabolismo de la glucosa por esa cascada metabólica específica, ya que, al usar la glucosa, libera productos secundarios que sirven para superar fases esenciales de la proliferación celular —purina y pirimidina, constituyentes del ADN; aminoácidos para la síntesis de proteínas; y ácidos grasos, que forman parte de las membranas celulares— y así pueden crear nuevas células tumorales completas sin cesar. ¡Pierde eficiencia energética a cambio de ganar piezas para la creación de nuevas compañeras!

Y no termina aquí. Para facilitar la labor, la célula tumoral hace todavía otra adaptación más. El aumento de la captación de glucosa y de su metabolismo está mediado por proteínas de señalización, unas proteínas tan específicas del cáncer que se las llama «marcadores tumorales» y sirven para identificar tipos concretos de cáncer.

Resulta que estos marcadores tumorales también le son útiles a la célula cancerígena para activar vías metabólicas propias. Es lo que ocurre con la proteína Ras, por ejemplo, y la vía que acelera la expresión de los genes que codifican para la fabricación del receptor de insulina-glucosa y su transporte a la superficie celular. De esta manera, utilizando esa ruta metabólica, la célula tumoral asegura más cantidad de puertas abiertas a su combustible favorito. Y éste es el sello de identidad de la célula cancerígena: atrae la glucosa, se alimenta de ella y la aprovecha para obtener energía y generar sus propios elementos de construcción y crecimiento tumoral. Por eso podemos decir que «el azúcar alimenta el cáncer».

Y es la razón que explica por qué las dietas ricas en grasas saludables y pobres en azúcares, así como el ayuno, son útiles para prevenir (desde la base) el desarrollo del cáncer y combatir la enfermedad: mueven el interruptor de la maquinaria metabólica del lado glucosa al lado grasa y la célula tumoral pierde el acceso a su fuente de energía y sus ladrillos.

También es lo que explica por qué dos días de ayuno antes de un ciclo favorece los efectos terapéuticos de la quimioterapia: la célula tumoral, como no puede activar la combustión de glucosa (por falta de aporte) ni metabolizar de manera óptima la grasa (ya que carece de flexibilidad metabólica), se vacía de energía y se va cargando de radicales libres. La acumulación de estos residuos tóxicos acaba dañándola. Y así, debilitada por inanición y herida por estrés metabólico, es más vulnerable al toque mortal de la quimio.

Al conocer el funcionamiento intrínseco de la célula tumoral y comprender cómo está condicionada por la flexibilidad metabólica, disponemos de más herramientas para abordar tratamientos efectivos frente al cáncer. Quizá nos faltaba encontrar su secreto metabólico...

Hay mucho que descubrir aún, pero ya tenemos algunas pistas nuevas (y parece que muy prometedoras) en camino.

Esta nueva mirada también nos puede ser de ayuda a nivel particular. No estamos vendidos a nuestro reparto genético ni tenemos que esperar indefensos hasta la próxima sesión de tratamiento si hemos desarrollado un tumor... Con las decisiones sobre la dieta y el estilo de vida, tenemos la capacidad de hacer algo (¡que puede suponer mucho!) en nuestro día a día.

¡Ojalá podamos manejar mejor las células del cáncer y, por fin, encontrar tranquilidad!

Ya sea para protegernos del cáncer, potenciar la respuesta del sistema inmunitario, reducir el riesgo de enfermedad cardiovascular, curarnos de enfermedades metabólicas como la diabetes o conseguir (¡por fin!) perder los kilos de más y todas sus nefastas consecuencias, entender «el Porqué» nos guía y nos da fuerza para conseguir «el Qué».

Ahora queda conocer «el Cómo» y emprender airosos el camino.

3
El Cómo

EL METABOLISMO TAMBIÉN SE ENTRENA

La flexibilidad metabólica se encuentra en la base de la mayoría de las enfermedades crónicas de la actualidad y es la razón última por la que enfermamos o nos mantenemos sanos. Podemos trabajar en ella y, de esta manera, poner (mucho) de nuestra parte tanto para mejorar procesos que ya hayamos desarrollado a consecuencia de la pérdida de flexibilidad como para evitar la aparición de otros nuevos.

¡Estamos en disposición de recuperar las riendas de nuestra salud! Porque el metabolismo también se entrena. Y no necesitamos ser eminencias en bioquímica, conseguir una cátedra o hacer un máster en medicina mitocondrial. Con herramientas sencillas que tenemos a nuestro alcance podemos recuperar la flexibilidad perdida y optimizar la que conservamos.

La clave está en favorecer la alternancia de las dos vías metabólicas principales, manteniendo engrasadas la palanca *pull-push*, la clavija modo glucosa-modo grasa y el interruptor *on-off* para que puedan actuar o no las enzimas involucradas, cuidar la mitocondria, permitir la expresión de los genes asociados y facilitar el papel de la insulina y las hormonas del hambre.

¿Es posible hacer todo eso? ¿Y desde casa? ¿Cada día? ¡Por supuesto! Gracias a la alimentación, el ejercicio físico y el estilo de vida, estamos en disposición de conseguirlo.

LA DIETA

Receta para una óptima flexibilidad metabólica:

- Selecciona una gran cantidad de alimentos favorables.

- Retira los alimentos desfavorables.

- Añade una buena cantidad de agua.

- Respeta el orden y las combinaciones indicadas.

- Cocínalo todo a fuego lento, con alegría y buen humor.

Ingredientes

Alimentos favorables

Los alimentos que nos ayudan
a optimizar el metabolismo proceden
de la naturaleza, son de colores
y cambian con las estaciones del año.

Los alimentos que favorecen la flexibilidad metabólica y ayudan a optimizar el metabolismo son todos los que:

- Favorecen el cambio de clavija de las dos vías principales de combustible.

- Proveen de ingredientes necesarios a las cascadas metabólicas.

- Protegen la salud de la mitocondria.

Grasas saludables: AOVE, aceite de girasol, de coco y MCT, aguacate, mantequilla bío y *ghee*

Una cantidad adecuada de aceite de oliva, aceitunas, aceite de coco, aceite *Medium Chain Triglyceride* (MCT), aguacate, mantequilla ecológica y mantequilla clarificada (*ghee*) es fundamental para una buena salud metabólica y mitocondrial.

Estos alimentos ricos en grasas saludables son un combustible eficiente y limpio para nuestras células: cuando los transformamos en energía utilizable por la mitocondria, se generan más monedas energéticas de ATP y menos radicales libres. Es decir, se obtiene energía más estable con menor daño oxidativo. Esto conlleva, a su vez, la optimización de la salud mitocondrial. Ésta es una de las razones que explica por qué las dietas ricas en grasas saludables (como la cetogénica) producen tantos y tan diversos efectos beneficiosos en la salud.

En esta producción de energía limpia y eficiente obtenemos mayor capacidad para funcionar mejor, pensar con claridad, sentirnos más ligeros, estar a gusto en nuestro propio cuerpo y responder física, mental y emocionalmente a las demandas del día a día. Contamos con la mejor energía para emplear en un amplio abanico de posibilidades de acción cotidianas. ¡Pero deben ser grasas de buena calidad! Si no, se convierten en tóxicos que actúan en nuestra contra.

Por ejemplo, el aceite de oliva. Es importante que sea AOVE, acrónimo de «aceite de oliva virgen extra». El apellido «virgen extra» significa que es puro, sin alteraciones después de haber extraído el jugo a las aceitunas. Lo mismo sucede con el de girasol, lino, sésamo, cártamo, nuez…

Necesitamos que los aceites procedan de la presión de sus frutos (las aceitunas) o las semillas (girasol, lino, etc.) sin pasar por procesos posteriores de filtrado, depuración, desodorización, etc., que los privan de sus valiosos nutrientes a la vez que los cargan de sustancias tóxicas.

Un claro ejemplo del perjuicio que la manipulación provoca en los aceites es lo que sucede con el de coco o el de palma. Ambos, en su versión virgen completa y pura, son grasas con un impacto muy interesante para la salud:

- **Aceite de coco.** Es antiinflamatorio, protector biológico frente a microorganismos y potenciador del sistema inmunitario (por su contenido en ácido láurico), neuroprotector (gracias al ácido caprílico, en especial el MCT, un aceite compuesto por triglicéridos de cadena media), mejora la sensibilidad de la célula a la insulina y estimula el metabolismo.

- **Aceite de palma.** En su estado original, es de un intenso color rojo. Se considera un superalimento porque es rico en carotenoides (beneficiosos para la vista, la piel, los huesos, la inmunidad, la formación de células sanguíneas y el desarrollo embrionario) y licopeno (reduce la incidencia de cáncer de próstata, colon y pulmón).

Cuando se refinan, cambian tanto (¡no sólo de aspecto!) que se convierten en unas de las grasas más perjudiciales para la salud, cargadas de radicales libres. Son dañinas para el corazón y los vasos sanguíneos, además de influir en el desarrollo de ciertos tipos de cáncer. Y esto sucede, en menor o mayor grado, con todos los aceites vegetales.

Por eso debemos elegir, siempre que sea posible, aceites y alimentos ricos en grasas de buena calidad y cuidar cómo los usamos. Podemos tener los mejores aceites del mundo que, si no cuidamos algunos detalles, los echamos a perder:

- Protegerlos de la luz: utilizar recipientes oscuros y guardarlos en un cajón o armario.

- Protegerlos del aire: cerrar el bote después de cada uso.

- Protegerlos del calor: conservar en la nevera, en un armario o en una despensa fresca.

La luz, el aire y el calor ambiental desnaturalizan estos líquidos preciosos y las grasas se enrancian. Además de cambiar de sabor, pasan a comportarse como tóxicos para nuestra salud debido a la liberación de radicales libres oxidantes. Los aceites más delicados (lino, sésamo, nuez y cártamo) son los más sensibles en este sentido, oro puro que debemos proteger.

No ocurre lo mismo con el aceite de coco y el de palma (¡en sus versiones virgen extra!), mucho más estables y resistentes a los efectos del ambiente incluso a temperaturas elevadas. Por eso son los elegidos cuando salteamos, freímos y rebozamos alimentos, que son las formas de cocinar en las que más sube la temperatura. También por eso, entre otras razones, son los que se usan asiduamente en la industria alimentaria, donde acaban agostados por las temperaturas tan altas a las que los someten.

Ahora bien, todos, incluidos los aceites más estables, deben descartarse si humean. Cuando un aceite se quema en la sartén o la cazuela, se dice que ha superado su punto de estabilidad y, con el humo, se deteriora y libera sustancias tóxicas:

- Radicales libres, que deterioran el funcionamiento y la salud de las células.

- Compuestos polares, residuos secundarios asociados al desarrollo de alzhéimer, párkinson y algunos tipos de cáncer.

Si un aceite se quema, aunque sea de alta calidad, debemos desecharlo. ¡Por nuestra salud!

Y lo mismo sucede con los alimentos ricos en grasas, como el pescado azul o el huevo. Para no despojarlos de los valiosos aportes de sus ácidos grasos esenciales omega 3 o la vitamina D, necesitan que los tratemos con cuidado, es decir, que los cocinemos a temperaturas suaves, en forma de horneados lentos, pochados, guisos o cocción al vapor.

En los últimos años se ha extendido la idea de que el aceite de girasol es el mejor para cocinar y, el de oliva, para consumir en crudo (para aliñar una ensalada, por ejemplo). La realidad es justo la contraria: dado que el aceite de oliva es más estable que el de girasol y soporta temperaturas más altas, es preferible cocinar con aceite de oliva y usar el de girasol sólo en crudo.

Lo mismo sirve para esos aceites tan delicados y exquisitos de las botellas pequeñas: lino, sésamo, cártamo, nuez, etc. Utilizarlos para dar un toque final a la ensalada o a un plato cocinado ya servido aporta un matiz delicioso a los ingredientes y un *plus* de salud metabólica y hormonal.

Otro detalle culinario útil para preservar la calidad y el efecto beneficioso de los aceites a la hora de cocinar es secar bien los alimentos. Por ejemplo, antes de echar a la sartén o a la cazuela unas verduras que hemos lavado previamente bajo el chorro de agua fría, conviene secarlas con un paño o un papel. ¿Esto por qué? Porque el contacto del aceite caliente con el agua desnaturaliza la grasa y aumenta la producción de radicales libres.

En algunas culturas se emplea la grasa animal (como la manteca o la mantequilla) para cocinar. En ese caso, también hay que elegir la de buena calidad, de producción ecológica, procedente de animales alimentados con pasto y tener mucho cuidado con la temperatura para no superar el punto de ahumado. De lo contrario, se convertirán en grasas tóxicas perjudiciales.

A pesar de la mala fama de este tipo de grasas (por ser de origen animal y saturadas), pueden ser una buena opción para optimizar el metabolismo. La mantequilla bío, de vacas que se alimentan de pasto, por ejemplo, es una fuente valiosa de grasas saludables, como los llamados «fosfolípidos», que forman parte de las membranas celulares y sirven como supercombustible para el cerebro, y los ácidos grasos esenciales omega 3, que promueven la buena función del sistema inmunitario y el control de la inflamación.

La mantequilla puede formar parte del repertorio de alimentos favorables para la flexibilidad metabólica siempre que sea de buena calidad: libre de herbicidas y otros tóxicos de los sistemas de producción industrial y, preferiblemente, de animales que han estado al aire libre, alimentándose de pasto natural. De nuevo: ¡atención a los apellidos! Lo mismo puede aplicarse a su prima hermana, la mantequilla clarificada (libre de proteínas) o *ghee*.

Sin duda, en nuestro listado de ingredientes para una buena flexibilidad metabólica puede aparecer el aguacate. ¡La estrella de las grasas! Rico en antioxidantes, que protegen a la mitocondria y a la célula del exceso de radicales libres, y en vitaminas y minerales necesarios para encender las reacciones químicas de las cascadas enzimáticas, el aguacate potencia la captación de nutrientes, activa la ruta de las grasas y reduce la inflamación, entre otros (muchos) beneficios para la salud.

Proteínas completas: huevos, pescado, marisco, carne y legumbres

Las enzimas, las hormonas y los neurotransmisores, los receptores celulares de sustratos energéticos, las moléculas del sistema inmunitario y los mecanismos de reparación celular son elementos biológicos eminentemente proteicos.

Los alimentos ricos en proteínas de alto valor biológico aportan todos los aminoácidos que necesitamos para fabricar y ensamblar todos esos componentes metabólicos. Además, aportan elementos fundamentales para el correcto funcionamiento y la salud de nuestras mitocondrias, como son:

- **Coenzima Q10.** Se encarga de la neutralización de los radicales libres que se lleva a cabo en la membrana interna de la mitocondria. Nuestra fuente principal de coenzima Q10 son los alimentos de origen animal (carne, pescado, marisco, vísceras —corazón, hígado—, leche y derivados lácteos), aunque también la podemos encontrar en los aguacates, los frutos rojos, el pomelo, el brécol, la coliflor, el boniato, las nueces, las semillas y el AOVE.

- **L-carnitina.** Estimula la producción de glutatión, el antioxidante maestro del organismo. La encontramos en la carne roja, el pescado, los huevos, la leche, el queso, el *tempeh* (un derivado fermentado de la soja) y el aguacate.

Los alimentos proteicos contienen también vitaminas, minerales y carotenoides antioxidantes, imprescindibles para el correcto funcionamiento metabólico.

Como son los que aportan una gran variedad de nutrientes y las proteínas más completas (eso es lo que significa «de alto valor biológico»), se dice que los alimentos más nutritivos son los de origen animal: carne, huevos, pescado y lácteos. Pero no son los únicos.

Podemos conseguir proteínas de alto valor biológico de origen vegetal si combinamos legumbres (lentejas, alubias, garbanzos, etc.) con cereales (arroz, quinoa, kamut, etc.) o si recurrimos a las setas, otro grupo de alimentos muy interesante para optimizar el metabolismo, en especial las *reishi*, *maitake* y *shiitake*.

Unas moléculas particulares de las setas, llamadas «glucosaminoglicanos» (que podríamos imaginarnos como largos collares de cuentas con adornos prendidos), actúan como un filtro selectivo que regula el tráfico de sustratos energéticos a las células, como si fuera una cinta transportadora que va repartiendo nutrientes aquí y allá, según las necesidades.

Además, entre otros muchos aportes positivos para la salud, las setas son ricas en enzimas antioxidantes que actúan neutralizando radicales libres, y enzimas hepáticas que intervienen en procesos de detoxificación o limpieza celular.

Como sucede con las grasas, conviene que las legumbres, los cereales integrales, las setas y los alimentos de origen animal sean de producción ecológica para evitar la ingesta de toxinas acumuladas en sus tejidos (grasa, músculos y vísceras).

Los alimentos ricos en vitaminas y minerales: cereales, frutos secos y semillas

En el metabolismo, las vitaminas y los minerales actúan como cofactores de reacciones químicas. Esto es algo así como ser el extra en una peli: apareces un instante, apenas se te ve, no dices nada, pero la escena no es igual sin ti.

Las vitaminas y los minerales actúan en pequeñas cantidades, colaborando con los protagonistas principales (los sustratos y las enzimas) para que la cascada de reacciones siga su curso. Son como la chispa que prende la llama inicial para alimentar el fuego en la cocina. Tienen un papel minoritario pero fundamental, en concreto, las vitaminas del grupo B y el magnesio, que participa en más de trescientas reacciones químicas del organismo.

Los cereales integrales (de producción ecológica, para que no estén cargados de tóxicos en sus envolturas externas), los frutos secos y las semillas son el paradigma de este grupo de alimentos.

El arroz integral, las almendras, las avellanas, las nueces, el cacao y las semillas de calabaza y de girasol son ricos en vitaminas del grupo B. También la carne roja, el hígado, los riñones, el pescado, el marisco, las verduras de hoja verde (rúcula, canónigos, escarola, acelgas, espinacas, *kale*), las setas y las legumbres.

Son especialmente abundantes en magnesio los anacardos, las almendras, las semillas de girasol, el cacao, el brécol y los plátanos.

Para obtener el mayor beneficio de los frutos secos y las semillas, alimentos tan especiales que podríamos considerarlos píldoras de salud de la despensa, conviene ponerlos a remojo veinticuatro horas antes de su consumo, asarlos o tostarlos a temperatura suave. De esta manera, mejoramos su digestión y la disponibilidad de nutrientes, y eliminamos los llamados «antinutrientes», que irritan las células del revestimiento del tubo digestivo o secuestran las preciadas vitaminas y los valiosos minerales que los propios alimentos aportan.

Respecto a los cereales, la mejor forma de consumirlos es después de haberlos conservado en la nevera al menos seis horas tras su cocción. En la que, por cierto, conviene añadir alga kombu o sal marina (¡completa, sin refinar!).

Con la sal sucede como con los aceites: el apellido es la clave. Así como la sal marina sin refinar es rica en sodio, cloro, potasio, magnesio, calcio, yodo y azufre, y aporta todos los minerales que necesitamos para preservar la flexibilidad metabólica, la sal común de mesa se vuelve en nuestra contra.

En el proceso de refinado, a esta sal se le roba casi todo (menos el sodio y el cloro) y, con ello, su posibilidad de impactar de forma positiva en la salud. Como respuesta al desequilibrio mineral, ante un consumo cotidiano de esta sal refinada, el cuerpo responde elevando la presión arterial y endureciendo la pared de los vasos sanguíneos.

Los antioxidantes: verduras, hortalizas, algas, frutas, especias y aderezos

Para optimizar el metabolismo, conviene incluir en la dieta el mayor número posible de alimentos ricos en antioxidantes: frutas, verduras, hortalizas, hierbas, especias, frutos secos, semillas, grasas saludables y proteínas de calidad. Una dieta variada y natural es rica en antioxidantes.

El objetivo es neutralizar los radicales libres liberados durante el metabolismo, ya que son moléculas muy reactivas que dañan la maquinaria metabólica, la mitocondria, la célula, los tejidos, los órganos y, finalmente (como en un efecto dominó), todo el cuerpo. Están asociados al envejecimiento, la enfermedad degenerativa y el desarrollo de cáncer.

¿Cómo se consigue neutralizar el exceso de radicales libres?

En primer lugar, la mitocondria tiene sus mecanismos de compensación para atrapar y neutralizar electrones de los radicales libres: citocromos, coenzima Q10 y cardiolipina de la membrana interna.

Segundo, para combatir el daño de los radicales libres, el cuerpo produce cada día miles de antioxidantes endógenos (internos), como la superóxido dismutasa (SOD), más coenzima Q10, el ácido lipoico, el glutatión y la melatonina, por ejemplo.

El glutatión es el antioxidante maestro del organismo, imprescindible para conservar la salud y el bienestar. Y podemos favorecer su producción:

- Cuando hacemos restricción calórica o ayuno intermitente.

- Cuando se elevan los cuerpos cetónicos en la sangre porque seguimos una dieta cetogénica.

- Con alimentos ricos en ácidos grasos esenciales omega 3, como el pescado azul, las algas o el aceite de kril.

- Con el resveratrol, presente en la piel de las uvas negras y los arándanos, el cacao puro y los pistachos (¡hay resveratrol más allá del vino tinto!).

- Con el sulforafano del brécol,

- Con la epicatequina del té verde.

- Con la curcumina de la cúrcuma.

Además de los antioxidantes endógenos, existen importantes antioxidantes exógenos (externos) que podemos incluir en la dieta:

- **Vitamina C.** Frutas cítricas, frutos del bosque (arándanos, moras, frambuesas, grosellas), verduras de hoja verde (acelgas, espinacas, *kale*, rúcula, lechuga, escarola, canónigos, berros, perejil) y brécol.

- **Vitamina E.** AOVE, verduras de hoja verde, frutos secos (avellanas, almendras, nueces) y semillas (calabaza, girasol, lino, sésamo, chía).

- **Vitamina A.** Frutas y verduras de colores naranja, rojo y amarillo (fresas, frambuesas, tomates, pimientos, calabaza, boniato, zanahoria, naranja, pomelo, melocotón, manzana, limón), verduras de hoja verde, setas y algas (kombu, nori, wakame).

- **Flavonoides.** Frutas cítricas (pomelo, lima, naranja, limón), uvas, fresas, manzanas, cebollas y hojas de té.

- **Curcumina.** Cúrcuma fresca, en polvo y en aderezos como el curri.

- **Selenio.** Ajo, cebolla, germen de trigo, uvas negras, brécol, yema de huevo y frutos secos. El selenio es como un antioxidante indirecto: no es un antioxidante como tal, pero sí un componente esencial de las enzimas antioxidantes que ayuda en la recuperación del glutatión y la vitamina C.

Hay que recordar que en sí mismos los radicales libres no son malos: cumplen una función vital: nos ayudan a defendernos de los gérmenes, a eliminar células tumorales y a controlar el crecimiento y el desarrollo de todo el organismo.

Cuando acumulamos un exceso de radicales libres, surgen los problemas y el daño directo en la mitocondria. Esto sucede cuando:

- Hacemos una comida copiosa y después no nos movemos.

- Tomamos una cena abundante justo antes de irnos a dormir.

- Seguimos una dieta muy calórica junto con un estilo de vida sedentario.

En todas estas situaciones, obligamos a nuestras mitocondrias a trabajar produciendo energía (y radicales libres residuales) para luego no utilizarla ni dar salida a estas cenizas celulares en exceso.

Este daño mitocondrial por el exceso de radicales libres se produce también cuando:

- Tomamos regularmente alimentos procesados o aquellos que provocan elevaciones bruscas de los niveles de glucosa en la sangre.

- Incluimos escasos alimentos antioxidantes en la dieta.

- Vivimos en permanente estrés.

- Tenemos un sueño poco reparador.

- Estamos expuestos a herbicidas, pesticidas o insecticidas: debemos protegernos cuando vayamos a utilizar estos productos (por ejemplo, en labores de jardinería) y, para evitar su introducción en el organismo a través de la dieta, elegir alimentos de producción ecológica.

- Usamos productos de limpieza, plásticos, decoración del hogar, velas sintéticas…

- Fumamos.

- Nos exponemos a la contaminación ambiental.

- Nos exponemos a las radiaciones: wifi, teléfonos móviles, ordenadores, etc.

- Tomamos algunos medicamentos: las estatinas, por ejemplo, dañan la mitocondria al bloquear uno de sus principales sistemas de neutralización de radicales libres, la coenzima Q10.

Toda esta agresión de los radicales libres sobre la mitocondria se ve reflejada en su número, tamaño y función. Las mitocondrias dañadas por estos factores pueden fallar en el desempeño de sus funciones, cambiar de forma y tamaño, y destruirse, reduciendo así el número de los componentes de esa red energética tan valiosa.

Para optimizar el metabolismo, necesitamos incluir estos ingredientes ricos en grasas saludables, proteínas de alto valor biológico, vitaminas, minerales y antioxidantes. Al hacerlo, nos daremos cuenta de que estamos ante una de las dietas más tradicionales…

Si ponemos sobre la mesa todos los alimentos que favorecen la flexibilidad metabólica, nos encontraremos ante la riqueza de colores, aromas y texturas de la dieta mediterránea:

- Verduras y hortalizas.

- Frutas de las distintas estaciones.

- Carnes, pescados, mariscos, huevos, lácteos, legumbres.

- Arroz integral y otros cereales ancestrales, como la espelta.

- Aceitunas y AOVE, además de otras grasas saludables.

- Semillas y frutos secos.

- Orégano, tomillo, romero, salvia, albahaca, sal marina, pimienta, pimentón, cúrcuma...

- Una jarra de agua con rodajas de limón o de pepino.

- Tés y otras infusiones.

- Quizá algo de vino tinto.

Al verlos, ¡nuestras células y mitocondrias empiezan a trabajar!

Alimentos desfavorables

> **Por mucho que pedalees, no avanzarás
> si no quitas el palo de la rueda.**

Si sólo es posible un cambio en la dieta, quizá lo más eficiente sea centrarse en retirar los alimentos que nos perjudican y endurecen las cadenas metabólicas. De lo contrario, será como estar pedaleando con un palo en las ruedas: por mucha fuerza que apliquemos, no conseguiremos avanzar.

Por mucho que gastemos en alimentos de calidad, horas que dediquemos a la cocina, libros de recetas saludables..., si seguimos incluyendo alimentos desfavorables, ¡echaremos el trabajo a perder! Para optimizar el metabolismo, es necesario cortar la entrada a los alimentos que estimulan de forma exagerada la vía de la glucosa y a los que lesionan las mitocondrias.

Los alimentos que producen picos de glucosa en la sangre: azúcar, edulcorantes y harinas refinadas

El azúcar (y alimentos que lo contienen), los edulcorantes artificiales (sacarina, acesulfamo, aspartamo, polioles), los refrescos, los zumos de fruta, las harinas refinadas (pan blanco, pasta, bollería, galletas), los cereales del desayuno, las palomitas de maíz, las tortas de arroz inflado, los dulces, los caramelos, el jarabe de maíz, las patatas fritas o la cerveza son alimentos llamados «de alto índice glucémico» porque producen una elevación brusca e intensa de glucosa en la sangre (glucemia).

Este pico de glucosa activa la liberación de insulina y pone en marcha toda la cascada metabólica de la vía de combustión de la glucosa. En sí no es algo perjudicial, salvo por el hecho de que es un modo de obtener energía menos eficiente y limpio que libera radicales libres y mediadores potentes de la inflamación.

Si ocurre de manera puntual, podemos gestionarlo. El problema es que se convierta en la vía favorita de una persona: de tanto elegir alimentos de alto índice glucémico y promover la obtención de energía a partir de la glucosa, va perdiendo flexibilidad metabólica y la oportunidad de girar la clavija para activar la vía de la grasa, más eficiente y limpia. ¡Y tan necesaria para perder los kilos de más y conseguir energía estable, incluso en ayunas!

Según el impacto en los niveles de glucosa en la sangre, los alimentos ricos en carbohidratos se clasifican en:

- **Alimentos de alto índice glucémico (100 a 70):** azúcar, caramelos, refrescos, turrón, membrillo, frutas deshidratadas (pasas, orejones, higos, dátiles, etc.), patatas, arroz inflado, miel, melaza y harinas refinadas.

- **Alimentos de índice glucémico medio (69 a 50):** frutas, cereales integrales y legumbres.

- **Alimentos de bajo índice glucémico (49 a 0):** verduras, hortalizas y frutos secos.

Consumir habitualmente alimentos de alto índice glucémico favorece la acumulación de grasa corporal y el exceso de peso, promueve la resistencia a la insulina y, con ello, la diabetes tipo 2. ¡Es un gran obstáculo en el camino de la flexibilidad metabólica!

Conviene inclinarse, por tanto, siempre que sea posible, por los carbohidratos de medio y bajo índice glucémico, y reservar los de alto índice para momentos de gran demanda energética.

Existe una excepción... mejor dicho, dos: la miel y la melaza. Su alto índice glucémico las podría hacer perjudiciales, pero es tal el contenido en sustancias beneficiosas para el metabolismo (como las vitaminas del grupo B o la vitamina C antioxidante o minerales como el hierro, el fósforo, el magnesio, el calcio, el potasio, el zinc y el cobre) que se permite su consumo moderado en una dieta de este tipo.

Y sucede algo parecido con dos frutas que se comportan como alimentos de alto índice glucémico y, sin embargo, pueden estar aceptadas: la papaya y la piña. Podrían favorecer la rigidez metabólica si sólo nos fijáramos en su efecto sobre la glucosa, pero, como a la vez son ricas en enzimas digestivas como la papaína y la bromelaína, el efecto neto es que contribuyen al buen funcionamiento metabólico. Por esta razón se pueden tomar estas frutas, incluso como postre. ¡Y esto es también una excepción a la regla!

Por lo general, es preferible consumir la fruta separada (en ayunas) y no como postre después de una comida completa, para no interferir con la digestión del resto de los alimentos. En este caso, debido a la riqueza en enzimas digestivas de la piña y la papaya, podemos incluirlas en la sobremesa y así no sólo no dificultar sino incluso potenciar una mejor digestión.

Los alimentos que dañan las mitocondrias: procesados y de producción industrial

Los procesados son todos esos productos comestibles que se obtienen al añadir a los alimentos distintas sustancias (sal común, azúcar, edulcorantes, aceites vegetales refinados, grasas hidrogenadas, derivados del almidón, colorantes, aromatizantes, espesantes, emulsionantes...) con el objetivo de mejorar el proceso de elaboración, la conservación y sus características organolépticas. Es decir, que nos guste más el color, el olor, el sabor y la textura de lo que vamos a consumir.

Son los enlatados, los aperitivos, la bollería, los cereales de desayuno, los postres lácteos, los quesos de untar, los panes, las pastas, las pizzas precocinadas, los embutidos, las salchichas, las carnes procesadas, los palitos de pescado, los productos *light*...

Los aditivos cambian la naturaleza de los alimentos originales para hacerlos más agradables y atractivos, y prolongar su duración. El problema es que, a la vez, los hacen más perjudiciales, ya que las sustancias que incluyen son lesivas para las mitocondrias y dañan nuestra salud metabólica.

Primero, por su contenido habitual en azúcar, edulcorantes y harinas refinadas, que elevan los niveles de glucosa en la sangre y saturan esta vía de combustión.

Segundo, por las grasas que se emplean: aceites refinados de soja, girasol, palma, colza (también llamado «canola» por sus siglas en inglés: *canadian oil low acid*), maíz, lino, cártamo...

Siguiendo la idea de que los aceites vegetales son saludables, estas grasas refinadas se consumen (con una falsa sensación de seguridad) en cantidades superiores a lo razonable en el mundo occidental, la mayoría de las veces, integrados en los alimentos procesados. Privadas de nutrientes y portadoras de derivados tóxicos que se originan durante su producción, las grasas vegetales refinadas disparan peligrosamente la liberación de radicales libres y mediadores de la inflamación.

Los ácidos grasos de origen vegetal suelen ser muy susceptibles a la oxidación, por lo que su exposición a las altas temperaturas y presiones de los procesos de manipulación genera una excesiva cantidad de radicales libres que lesionan nuestros tejidos. Por eso incluso los ácidos grasos insaturados saludables, como el aceite de oliva, pueden tornarse dañinos en los alimentos procesados, en especial cuando han superado la fecha de caducidad o han estado expuestos a la luz, al aire o a las altas temperaturas, algo habitual en la industria alimentaria.

Por su parte, la margarina añade otro elemento crucial. En la fabricación de la margarina se originan moléculas nuevas añadiendo grupos de hidrógeno al aceite vegetal original. Por eso la margarina (y otras grasas de este tipo) se conocen también con el nombre de «grasas hidrogenadas».

Esto cambia no sólo la textura (de aquel aceite líquido obtenemos una pasta fácil de untar) y su duración (ahora mucho mayor). La hidrogenación del aceite vegetal primario genera lo que en bioquímica se denomina «moléculas trans» por la disposición espacial de sus extremos. Un pequeño cambio que da lugar a algo nuevo para nuestra caja de herramientas del Paleolítico… Y el cuerpo es incapaz de metabolizarlo. Es una llave con un diente distinto al de la original que de pronto no encaja en la cerradura.

El organismo reconoce la margarina como una extraña y activa el sistema de defensa y protección, que acaba dañando los tejidos, en especial el corazón y los vasos sanguíneos. Por eso, aunque la margarina se diseñó con la intención de proteger la salud cardiovascular, con la idea de que las grasas vegetales son sus aliadas, se ha decidido cambiar la recomendación en vista a los resultados.

El tercer elemento que hace que los procesados sean alimentos desfavorables para la salud metabólica tiene que ver con el efecto nocivo directo de ciertas sustancias que suelen estar presentes en ellos, como el glutamato monosódico (E-621), que se emplea para realzar el sabor, y el aspartamo (E-951) que se utiliza para dar dulzor a platos *light*, refrescos y postres sin azúcar. Se ha observado que el glutamato monosódico y el aspartamo son tóxicos directos de la mitocondria.

En nuestra dieta para la flexibilidad metabólica, conviene evitar también los alimentos derivados de los sistemas de producción industrial y optar por las versiones ecológicas.

Aparte de los alimentos procesados, los cereales, las frutas, las verduras, la carne y los lácteos pueden contener toxinas derivadas de los químicos empleados en su producción, como herbicidas, insecticidas, fungicidas, etc., que alteran el funcionamiento de las enzimas metabólicas y dañan la mitocondria. Por eso es importante optar, siempre que se pueda, por alimentos de producción ecológica, en especial, en el caso de los alimentos de origen animal, pues en la carne y, sobre todo, en la grasa de los animales, se concentra una mayor cantidad de toxinas.

También sucede lo mismo en los cereales integrales, ya que en la cáscara del cereal (por su misión protectora) es donde más se acumulan esos tóxicos. Si (por ejemplo, por falta de disponibilidad o por el gasto excesivo que puede suponer comprarlo todo bío) no es posible, se puede seguir la siguiente pauta:

- Hacer una minilista de la compra bío: cereales integrales, carne y lácteos (¡si no son bío, no los consumimos!).

- Los huevos, siempre bío: son alimentos bastante asequibles que aportan proteínas completas y grasas muy saludables.

- Pueden no ser bío la fruta, la verdura y las legumbres.

Es muy importante, siempre y en particular si no son de producción ecológica, pelar y lavar muy bien las frutas y verduras. Se puede hacer primero con un papel de cocina o con un paño de algodón para retirar la suciedad más gruesa y luego bajo el chorro del agua fría.

Por último, para protegernos del daño de los tóxicos en los alimentos, tenemos que evitar los pescados de gran tamaño, como el atún, el tiburón, el pez espada o el emperador. En la grasa (y en la carne de la parte muscular), estos grandes peces almacenan metales pesados como plomo o mercurio, captados de la contaminación del agua. Estos metales dañan las células y los tejidos, y se acumulan también en nuestro organismo cuando nos exponemos a ellos. Están detrás de enfermedades tan graves como el alzhéimer y el párkinson por lesiones del tejido nervioso.

Además, los metales pesados se comportan como disruptores endocrinos que alteran el funcionamiento de las hormonas y deterioran la robustez del sistema inmunitario.

El agua que bebes

> **Para potenciar la salud metabólica, necesitamos una adecuada hidratación.**

La mejor forma de hidratarnos es bebiendo agua ¡de buena calidad! Es decir, libre de contaminantes. Si no disponemos de agua de buena calidad en casa o en el trabajo, podemos elegir algún sistema de filtrado del tipo de las jarras de carbón activo o los filtros de ósmosis inversa.

Comprar agua embotellada no es la mejor opción, salvo que la consigamos en botellas de vidrio. Los recipientes de plástico no son inertes: el sol, el calor y el desgaste por el uso y el paso del tiempo activan la liberación de sus componentes, algunos de los cuales (como el bisfenol y los ftalatos) han mostrado tener efectos nocivos en la salud. En particular, en la salud hormonal, mitocondrial y del sistema inmunitario.

Debemos tener cuidado con los plásticos de las botellas de agua, los vasos desechables, los paquetes de los alimentos procesados, los contenedores de plástico, los biberones, los *tuppers...* Siempre que sea posible, es mejor que optemos por los contenedores de vidrio o los de plástico de mejor calidad (los más estables, que vienen marcados con un número 2, 4 o 5 dentro de un triángulo con tres flechas, estampado normalmente en la base del recipiente), que no los metamos en el microondas ni en el lavavajillas, que evitemos que les dé el sol y que los desechemos cuando se rayen o se dañen de algún modo. Si no, esas partículas perjudiciales para la salud metabólica pasan del continente al contenido, es decir, de la botella al agua. Y, de ahí, a nosotros.

¡El agua que bebemos es fundamental!

Necesitamos al día una media de 35 ml de agua por kilo de peso corporal, que hace un total de entre dos y tres litros diarios en las personas adultas, incluyendo el agua de los alimentos. Por eso la necesidad de beber agua varía en función de la naturaleza y la dieta.

Una forma sencilla de saber si estamos bebiendo suficiente agua es observar el color de la orina: si es amarillo oscuro, necesitamos beber más; si es transparente, nos estamos pasando con la cantidad de agua; y si es amarillo claro, ¡vamos bien!

Conviene repartir el agua a lo largo del día, por ejemplo:

- Beber uno o dos vasos de agua al levantarnos.

- Beber un vaso de agua treinta minutos antes de desayunar, comer y cenar. Además, ayudamos a calmar el hambre de alimentos desfavorables.

- Beber sorbitos de agua mientras hacemos deporte.

- Tomar un vaso de agua cada vez que sintamos las ganas de darnos un capricho. Así atenuamos la señal de la grelina y las ansias de festín.

Y que sea fuera (o un rato antes) de las comidas. Como mucho, unos sorbitos durante la ingesta. De lo contrario, se diluyen los jugos gástricos y disminuye la concentración de ácido clorhídrico, necesario para la digestión de los alimentos. El resultado de hidratarse durante la comida es una sobremesa más pesada, con malestar abdominal, gases y sensación de digestión lenta.

El agua que bebemos cuando comemos también disuelve la capa protectora de mucina que liberan las células del estómago para protegerse frente a la irritación ácida de los jugos, es decir, debilita esa película aislante de la corrosión. Si bebemos mucha agua durante la comida, es más probable que tengamos sensación de acidez, ardor o dolor.

Otro aspecto que hay que tener en cuenta es la temperatura del agua. ¡Importa! Que tomemos agua caliente o fría repercute en la acción de las cascadas enzimáticas y la optimización del metabolismo. Cuando nuestras enzimas digestivas están en reposo, se encuentran plegadas en una espiral, como la lengua de las mariposas. El frío impide el desdoblamiento y, con ello, la forma óptima de acción sobre el sustrato. Sólo cuando la enzima se desenrosca y contacta completamente con el nutriente puede envolverlo y actuar sobre él.

Beber agua fría o un refresco con hielo en la comida o tomar un helado de postre dificulta la acción correcta de las enzimas y, con ello, la digestión completa de los alimentos. El resultado de nuevo es una digestión más pesada, con posible ardor o dolor, y un mal aprovechamiento de los nutrientes.

Por el contrario, el calor facilita la acción metabólica. Por eso, acabar con un té o una infusión nos ayuda a tener una mejor digestión y menos sensación de pesadez después de la comida, sobre todo si ésta ha sido abundante y variada, con mucha mezcla de alimentos.

El agua caliente también sirve para ajustar el reloj biológico corporal. La temperatura es un gran regulador de los ritmos celulares. Por eso, con el té o la infusión, no sólo conseguimos que las digestiones sean más suaves, sino también que nuestras hormonas se sincronicen con los momentos del día.

Si bebemos un vaso de agua caliente al despertar, para ellas es como si pulsáramos el botón de encendido de todo el eje endocrino, desde el cerebro hasta las glándulas suprarrenales, pasando por la tiroides. Al darle al *on*, despertamos nuestro interior y la maquinaria metabólica se pone en marcha. Este simple gesto nos ayuda a tener más energía, a acompasarnos con los ritmos cambiantes y a responder mejor a las demandas del día, incluso, a prepararnos para el descanso nocturno, que se facilitará de forma natural con la caída del sol.

Podemos hacer aún más para optimizar nuestro metabolismo con el agua que bebemos:

- Añadir sal marina o mezclar una parte de agua de mar en tres partes de agua dulce: esto aporta los «minerales chispa» de las reacciones metabólicas, y todo transcurre con mayor fluidez.

- Poner una pequeña cantidad de vinagre de manzana: bebido en ayunas o antes de las comidas, ayuda a optimizar la respuesta a la insulina y a controlar los niveles de glucosa en la sangre.

- Incluir en el agua rodajas de limón, lima, pomelo o pepino, o una rama de albahaca o hierbabuena: además de darle buen sabor, la enriquecen con los antioxidantes que liberan.

- Preparar infusiones: las de menta, hierbaluisa o salvia, o el té (verde, blanco o negro) favorecen la captación de radicales libres por sus componentes antioxidantes.

- Tomarnos un café.

El café (¡ecológico, para que sea libre de metales pesados, micotoxinas, polvo y otros contaminantes!) es rico en antioxidantes y en polifenoles como la cafeína, que mejora el estado de alerta y la capacidad de concentración, y es capaz de protegernos ante el riesgo de desarrollar una enfermedad neurodegenerativa.

Desde finales de los noventa, los estudios sobre los llamados «antagonistas de los receptores de adenosina», como es la cafeína, han mostrado una reducción en el daño físico (celular y molecular) causado por el exceso de radicales libres y la inflamación, especialmente en el sistema nervioso.

Además, activa la combustión de grasa y la autofagia. Por eso el café puede ser una ayuda muy interesante en la dieta para optimizar el metabolismo y la salud.

Conviene que el café sea de producción ecológica, recién molido y de tueste natural, y que lo preparemos en **cafetera convencional** (de puchero, italiana o de émbolo) o en frío, no en cafeteras de cápsulas: la alta presión y la temperatura que se alcanzan en su preparación pueden arrastrar **metales pesados** (como el aluminio, por ejemplo) de la cápsula al café que luego nos beberemos…

Y cuidado también con los vasitos de papel de los cafés para llevar. El revestimiento plástico que les da estabilidad, al entrar en contacto con la bebida caliente, se descompone y libera toxinas perjudiciales para las mitocondrias.

Modo de elaboración

Alquimia en la cocina

> Cuando cocinamos los alimentos,
> influimos en las cascadas metabólicas.

Sí. Con la cocina podemos transformar el impacto de los alimentos sobre el metabolismo. Uno de los elementos que más dañan la flexibilidad metabólica es la abundancia de alimentos de alto índice glucémico en la dieta. Por eso debemos reducir su consumo. ¡Y utilizar formas de cocción que modulen la elevación de glucosa en la sangre!

El índice glucémico de los alimentos depende de factores sobre los que podemos intervenir.

Primero, **la cantidad de fibra**. La presencia de fibra ralentiza el paso de la glucosa a la sangre. Por eso el pan integral (rico en fibra) tiene un índice glucémico más bajo que el blanco, elaborado con harinas refinadas.

Segundo, **la estructura del alimento**. Cuanto más entero sea el alimento, más tiempo nos lleva digerirlo y más despacio pasa la glucosa a la sangre. Por eso los granos intactos de una mazorca de maíz tienen menor índice glucémico que la maicena, la naranja entera menos que el zumo, la macedonia menos que la papilla y un plato de lentejas menos que su puré. En este sentido, llama la atención la diferencia en los niveles de glucosa en la sangre tras comer las harinas de grano grueso (por ejemplo, de una hogaza de pan rústico) y las harinas de grano fino y ultrafino. Éstas se emplean en la elaboración del pan de hamburguesas o de perritos calientes típicos de las cadenas de comida rápida, esos tan blancos, tan blandos, tan suaves… y que encabezan las listas de los alimentos de más alto índice glucémico. Cuando comemos estos bollos, se nos dispara el azúcar en la sangre, con lo que ello conlleva para la salud metabólica, la respuesta a la insulina, la inflamación y el exceso de peso.

Y, tercero, podemos influir en el índice glucémico con **la forma de cocinar los alimentos**. Cuando los cocinamos, llevamos a cabo una especie de digestión previa. Los estamos descomponiendo (aplicando distintas formas de calor) para facilitar el trabajo al estómago. Entonces, se absorben antes los nutrientes y se acelera el paso de glucosa a la sangre. Por eso una ensalada preparada con hortalizas crudas tiene un índice glucémico más bajo que un plato de verdura al vapor, y más bajo aún que una bandeja de verduras al horno.

Es muy ilustrativo observar el cambio de índice glucémico de la patata según cómo se cocina:

- Hervida con piel: 65.
- Hervida pelada: 70.
- En puré: 90.
- Al horno o frita: 95.

Al conocer este efecto, podemos escoger distintas formas de cocinar los alimentos en función del índice glucémico que nos interese conseguir: cocciones más suaves o crudos cuando queramos aliviar la vía de la glucosa, y cocciones más largas cuando queramos promoverla para facilitar la recuperación posentreno, la ganancia de peso o el desarrollo muscular.

Algo que no hacemos en la cocina, pero es importante conocer para tomar decisiones respecto a lo que compramos, es el cambio que se produce en los granos de cereal cuando éstos son inflados por procesos industriales. Por ejemplo, para fabricar tortas de arroz inflado o cereales del desayuno de espelta hinchada.

En estos productos, el índice glucémico cambia de 35 en los granos de arroz y de espelta en su forma natural a 85 en las versiones infladas. Pasan de ser alimentos de bajo índice glucémico a alimentos de alto índice glucémico y, con ello, se transforma el impacto en nuestra salud. El cereal es el mismo, pero la respuesta metabólica cambia de manera radical.

Las distintas formas de preparar los cereales, las verduras, las frutas y las hortalizas van elevando gradualmente el índice glucémico de la siguiente manera:

- Crudos: índice glucémico más bajo.

- Vapor y escaldado.

- Cocido con piel, horneado breve, zumos y compotas.

- Guisos, horneado largo o a alta temperatura, copos de cereales, harinas y papillas: índice glucémico más alto.

Todavía hay más alquimia que podemos hacer con los alimentos ricos en carbohidratos para potenciar la flexibilidad metabólica. En concreto, con las frutas, las verduras y las hortalizas.

Debemos asegurarnos de que aprovechamos al máximo su aporte de nutrientes, tan necesarios para activar las cascadas metabólicas. Podemos preservar la cantidad de vitaminas y minerales que poseen si, cuando las vamos a cocinar:

- Las lavamos, pelamos y cortamos en el último momento.

- Las echamos al agua una vez ha roto a hervir.

- Ponemos la tapa y bajamos la temperatura.

¡Así no se escapan!

También podemos utilizar el agua de cocción a la que se han desplazado estos nutrientes para preparar otros platos y hacer que las vitaminas y los minerales se integren en los nuevos alimentos, o beberla en forma de caldo: será como tomar un concentrado de vitaminas. ¡Eso siempre que sean ecológicas! Si no, para evitar el consumo de toxinas derivadas de la producción industrial, será mejor descartarlo.

Las formas de cocción cortas y suaves son más respetuosas con estos elementos tan lábiles. Por eso consumir las verduras y hortalizas salteadas, escaldadas o crudas es como más vitaminas y minerales aporta.

Respecto a los alimentos ricos en grasas, como los aceites, los frutos secos, las semillas, los huevos o el pescado azul, tenemos que acordarnos de tratarlos con mimo y cocinarlos a fuego suave para no dañar los ácidos grasos y estropear sus valiosas propiedades, además de reducir el contacto con el aire y el agua.

Para los alimentos proteicos, cuando los cocinemos, hay que evitar la formación de los compuestos finales de glicación. La glicación es un fenómeno bioquímico que se da cuando los residuos de glucosa se unen a otras moléculas, principalmente proteínas y grasas, y alteran su naturaleza. Entonces se vuelven disfuncionales y dejan de cumplir con su cometido en las reacciones en las que intervienen. Además, favorecen la producción excesiva de radicales libres.

¿Cómo sabemos si se han formado estos compuestos de glicación? Porque la carne se ve marroncita, con una película pegajosa, como si estuviera barnizada, caramelizada... ¡Es justo lo que ha pasado! Está muy rica (¡claro, se ha endulzado con residuos de glucosa!), pero es un peligro para la salud. Esto sucede cuando se añade azúcar en la preparación del plato, frutas, pasas o algo de vino o licor.

Con la carne, como con los alimentos ricos en carbohidratos y en grasas, conviene ser moderados con la temperatura y el tiempo de cocción. Y, con todos, elegir materiales saludables en su manejo.

En la cocina, para la optimización metabólica, nos interesa incluir utensilios de buena calidad y evitar los que han demostrado tener efectos perjudiciales para la salud de la mitocondria:

- **Recipientes y cubiertos de aluminio.** El aluminio es un metal inestable que se transfiere a los alimentos y está relacionado con el desarrollo de la enfermedad de Alzheimer y otras demencias.

- **Cápsulas de café.** La alta temperatura y la presión de estas cafeteras favorece el paso del aluminio al contenido.

- **Papel de aluminio para conservar los alimentos.** El lado brillante es el más estable y, por tanto, el preferible a la hora de entrar en contacto con el alimento. El calor lo hace más inestable aún, de modo que no conviene envolver en papel de aluminio ningún alimento recién cocinado ni utilizarlo para asar en el horno (si se va a cocinar en papillote, utilizar papel vegetal en lugar de papel de aluminio).

- **Teflón de las sartenes y las cazuelas antiadherentes.** El ácido perfluorooctanoico (PFOA) que contienen puede pasar a la comida o al aire. Debemos asegurarnos de no superar los 300 °C de temperatura y de desechar las piezas que presenten daños. El PFOA perjudica la salud del hígado y del sistema inmunitario, y está asociado con el desarrollo de cáncer.

- **Plásticos en la cocina.** No viertas comida o bebida caliente en un *tupper* de plástico, desecha los recipientes que estén rayados y las palas deterioradas, y no los metas en el lavavajillas ni en el microondas.

- **Hierro y cobre.** Evita su contacto con alimentos ácidos (frutas cítricas, vinagre, tomate), pues esta unión promueve la liberación de partículas tóxicas.

Los materiales más estables y menos tóxicos —y, por tanto, más aconsejables para cuidar nuestra salud metabólica y global: física, mental y emocional— son el acero inoxidable, el vidrio y la cerámica sin barnices.

¿Y qué hacemos con el microondas, tan extendido en el mundo moderno? Existen pocos estudios acerca del impacto del uso del microondas en la salud, por lo que sólo es posible hacer una recomendación a partir del conocimiento que tenemos sobre su modo de funcionamiento y la manera de actuar de nuestro sistema enzimático y mitocondrial.

El microondas calienta el alimento por fricción molecular, es decir, por frotamiento. Es como cuando tenemos frío y nos frotamos las manos para calentarlas. Cuanto más rápido las movemos, más calor generamos… Eso es lo que hacen las microondas con el alimento: inducen el movimiento de las partículas y la fricción entre ellas genera calor.

Esto, además de calentar desde dentro, produce un cambio sutil de la estructura tridimensional de los elementos. Como sabemos cuánto le gusta la especificidad a la enzima para poder actuar, y la necesidad de encajar a la perfección con su sustrato para llevar a cabo su función, podemos empezar a sospechar que el uso del microondas puede poner trabas al funcionamiento metabólico.

Además, esa fricción parece que conlleva una pérdida de los nutrientes y la vitalidad de los alimentos. No nos nutren igual. Los elementos más frágiles son las vitaminas y los minerales, que constituyen las chispas esenciales para encender las cascadas metabólicas.

Los argumentos a favor del uso del microondas afirman que la pérdida es tan leve que puede considerarse nula, y que los alimentos se cuecen sin necesidad de contactar con otros (como el agua, el aceite o la grasa animal de las formas convencionales de cocinado) y así conservan mejor sus propiedades, además de la rapidez y la comodidad de su uso.

Quizá lo más adecuado, poniéndolo todo en la balanza, sea reservar el uso del microondas para momentos puntuales, sólo para calentar y (¡por supuesto!) sin plásticos ni aluminios de por medio.

El orden de los factores altera el producto.

La secuencia en la que comemos los alimentos influye en su digestión y en el índice glucémico. ¡Más aún! Lo que hacemos antes, durante y después de una comida determina lo que obtendremos de ella. Desde el principio hasta el final...

En primer lugar, el «antes»

Podemos mejorar la digestión y optimizar la absorción de nutrientes si tomamos un aperitivo de encurtidos antes de la ingesta o, como hacen algunas personas, mientras estamos preparando la comida.

Las aceitunas, los pepinillos, las cebolletas, las alcaparras, las gildas (una rica combinación de aceituna, guindilla picante y anchoa o boquerón), los *pickles*... despiertan la secreción de jugos gástricos. Así el estómago se prepara para recibir en óptimas condiciones la comida que tendrá que digerir. Como el deportista que calienta antes de saltar al terreno de juego, el estómago empieza a animarse con los ácidos y agrios. Además, los aperitivos ayudan a calmar el ansia por la comida y favorecen la sensación de saciedad posterior, algo especialmente útil en las personas con dificultad para controlar lo que comen.

En este sentido, también es muy interesante beber un vasito de agua con vinagre de manzana antes de sentarse a la mesa o empezar con una ensalada aliñada con vinagre y

AOVE. Como los encurtidos, el vinagre estimula la producción de jugos gástricos y favorece la digestión posterior de los alimentos. A la vez, modula los niveles de glucosa en la sangre y la respuesta de las células a la insulina, de manera que atenúa los picos de glucemia y, con ello, la posible ganancia de peso, la acumulación de grasa y el desarrollo de una inflamación descontrolada.

El aperitivo de encurtidos, la pequeña ensalada y el chupito de vinagre preparan el terreno para una mejor digestión de la comida que llegará y una óptima respuesta metabólica.

Después, el «durante»

También podemos evitar los picos de glucemia con las combinaciones adecuadas de alimentos: la presencia de grasas y proteínas en una comida retrasa el paso de la glucosa a la sangre y, con ello, reduce el índice glucémico de los carbohidratos.

Por eso podemos decir, aunque de una manera un poco simplista, que engorda más un puñado de dátiles que unos dátiles con frutos secos (unas almendras, por ejemplo), aunque este *mix* aporte más calorías. ¡Nuestro cuerpo no suma y resta calorías! Lo que cuenta es la respuesta metabólica y hormonal.

La fibra, la proteína y la grasa de las almendras ralentizan la absorción de la glucosa de los dátiles y, con ello, se aplana la curva de la glucosa en la sangre, con el impacto global que esto tiene: mantener el peso en rangos saludables, tener energía estable, regular el apetito, disponer de más capacidad de concentración, sentir un mejor estado de ánimo… Con esto podemos jugar.

Tener en mente la regla de oro de la combinación de alimentos (que haya siempre proteína y grasa junto con los carbohidratos) permite optimizar la respuesta metabólica, independientemente de las costumbres o la disponibilidad de alimentos de cada persona. Todos y cada uno, así, contamos con un comodín en nuestra baza y lo podemos aplicar a diario.

Por ejemplo, será mejor tomar:

- Una torta de arroz inflado con aguacate y salmón que la torta sola.

- Una tostada con aceite de oliva y jamón que el pan solo.

- Unos palitos de boniato asado con humus que el boniato solo.

- Un bizcocho con nueces y semillas que el bizcocho solo.

- Unas galletas con mantequilla bío que las galletas solas.

- Una cerveza con unas aceitunas que una cerveza sola.

Además, al incluir proteínas, grasas y carbohidratos en la misma ingesta, aprovechamos más el alimento para que cada nutriente cumpla con su función: energética, estructural y reguladora. Los carbohidratos y las grasas son energéticos, y las proteínas, estructurales y reguladoras.

Si en la comida incluimos los tres, el organismo recurrirá a los carbohidratos y las grasas para obtener energía y reservará las proteínas para elaborar sus fichas y dar origen a enzimas, hormonas, neurotransmisores, anticuerpos y demás elementos esenciales para construir las distintas funciones vitales.

Ahora bien, no todas las combinaciones de proteínas, grasas y carbohidratos son saludables. Hay ciertas mezclas desfavorables que provocan molestias digestivas, gases, acidez, digestiones pesadas o hinchazón.

Tenemos que hacer combinaciones compatibles para asegurarnos una buena digestión y absorción intestinal de los nutrientes. Esto se debe a que cada alimento precisa de la acción de sus enzimas específicas (amilasas, lipasas, proteasas) en condiciones concretas de temperatura y acidez (medida por el pH) que afectan a su capacidad digestiva. En función de estas necesidades, se consideran:

- **Combinaciones no ideales** que incluyen alimentos que compiten entre sí: carne y pescado, lácteos y fruta, carne y almidón (pan, pasta, patata) o fruta y cereales, en una misma comida.

- **Parejas compatibles** de alimentos que precisan enzimas y condiciones del ambiente interno que no compiten entre sí: fruta con frutos secos, y carne o pescado con verduras, hortalizas o algas.

En un plato saludable, encontraríamos:

- Proteína de calidad (carne, pescado, marisco, huevo o setas) acompañada con verduras en forma de ensalada o cocinadas a la plancha, al vapor, en guiso, al horno o pochadas, con semillas o pedacitos de frutos secos espolvoreados y regado con un chorrito de AOVE o de aceite de coco.

- Legumbres (lentejas, alubias o garbanzos) con verduras cocidas (acelgas, zanahoria, espinacas, cebolla, boniato) y un chorrito de AOVE o de aceite de coco.

- Fruta cortada en trozos (de la temporada y zona en que vivimos) con trocitos de frutos secos (almendras, nueces o avellanas) o semillas tostadas (lino, girasol, calabaza, sésamo o chía), por poner algunos ejemplos.

Y debemos tomárnoslo con calma. Para tener una buena digestión, es esencial tomarse tiempo. Necesitamos entretenernos en masticar muy bien los alimentos sólidos y paladear los líquidos. De esta manera, cortando con los dientes, triturando con las muelas y desmenuzando con la lengua, conseguimos obtener pedacitos sobre los que las enzimas digestivas pueden desplegar sus lenguas de mariposa y trabajar con mayor facilidad, e impregnar de saliva todos los ingredientes para hidratarlos e iniciar su digestión.

Esto es muy importante para los alimentos ricos en almidón (pan, pasta, galletas, legumbres, verduras, hortalizas), ya que su digestión empieza en la boca, con la acción de la amilasa salival.

Beberse un *smoothie* como si fuera agua, sin detenernos a ensalivarlo meticulosamente, provoca hinchazón, digestiones pesadas y ardor, ya que obligamos al estómago a hacer un trabajo extra porque nos saltamos la primera parada, la boca.

Las personas que padecen problemas digestivos y reflujo notan una gran mejoría con esta práctica sencilla. ¡Masticar, masticar, masticar!

Darnos tiempo y comer con calma influye en la digestión de los alimentos y, con ello, en la optimización del metabolismo. También, en el binomio «moderación-ansia» por la comida. La señal de saciedad, transmitida por señales mecánicas y químicas como respuesta al llenado del estómago y la liberación de hormonas del hambre, requiere al menos veinte minutos de elaboración. Si comemos con prisas, no nos enteramos de que hemos comido, no nos damos cuenta de que estamos satisfechos y de que podemos parar de comer.

¡Y aún hay más! La tranquilidad en la ingesta influye en otro componente fundamental: el balance nervioso de la digestión a través de sus ramas simpática y parasimpática. Como si fueran las riendas de un caballo, cuando comemos agitados, enfadados, preocupados, disgustados… es como si tiráramos de la rama simpática del sistema nervioso, encargada de hacernos atacar o huir. Activamos la parte inconsciente del instinto de supervivencia, que no está diseñada para funciones secundarias en momentos de amenaza vital, como puede ser hacer la digestión y asimilar los alimentos. Por eso sufrimos de digestiones pesadas, hinchazón, gases, etc., en momentos de estrés.

Por el contrario, si estamos tranquilos, sosegados, en un ambiente limpio y ordenado, en buena compañía…, tiramos de la rienda del parasimpático y —¡así, sí!— podemos digerir y absorber los alimentos plenamente.

El mero gesto de apagar las noticias, bajar el volumen de la radio o cambiar de lista y escuchar música tranquila mientras comemos reajusta la maquinaria metabólica a través de la modulación simpática-parasimpática del sistema nervioso.

Por último, el «después»

Podemos cerrar la comida con un broche de oro a modo de postre saludable o lo opuesto. Un mal postre puede arruinar los esfuerzos que hemos ido cuidando a lo largo de toda la comida para alcanzar la flexibilidad metabólica.

Es habitual que los postres incluyan azúcares, lácteos, fruta o harinas, ingredientes incompatibles con la digestión de la mayoría de los alimentos de una comida principal: carne, pescado, legumbres o cereales. Si queremos consumir esos alimentos, es mejor que los alejemos de la comida principal y los reservemos como tentempié o para picar entre horas.

Además, a diferencia de las grasas y las proteínas, el dulce no activa la señal de saciedad, sino todo lo contrario. Por eso, cuando tomamos una tarta, un bizcocho, un helado (¡ay, las enzimas!), natillas, flan… como postre, de pronto dejamos de sentirnos llenos. Se nos pasa el confort digestivo, la saciedad, la sensación de plenitud, y es como si surgiera un segundo estómago con el que podemos seguir comiendo. El dulce borra la señal hormonal que enviaba al cerebro el mensaje de estar satisfechos. Y comemos de más.

Es mucho mejor terminar la comida con:

- **Una infusión.** El té verde optimiza la señal de la adiponectina y la respuesta a la insulina.

- **Un trozo de chocolate** con alto porcentaje en cacao (a partir del 75 por ciento).

- **Un puñadito de frutos secos** (avellanas, almendras o nueces). Los antioxidantes y las grasas saludables mejoran la respuesta a la leptina y, con ello, reducen los antojos por alimentos de capricho, como los azúcares y las harinas refinadas.

Con esto ponemos (en el mejor sentido) la guinda al pastel: disfrutamos de la comida, favorecemos la digestión y optimizamos el metabolismo.

Respeta tu reloj biológico

> **Nuestras enzimas y hormonas saben qué hora es.**

Igual que para otras funciones vitales, existe un reloj celular natural que rige los ciclos del hambre y la potencia del metabolismo. Estudios de los ritmos biológicos de los seres vivos (cronobiología) confirman que existe en nosotros un reloj interno de veinticuatro horas que se encuentra dirigido por un maestro principal (alojado en un área del cerebro llamada «hipotálamo») y coordinado por pequeños relojes periféricos ubicados en las células del tejido adiposo, el hígado, los riñones y el corazón.

Este reloj interno es el responsable de que, en la mayoría de las personas, el hambre sea baja a primera hora de la mañana, aunque hayan pasado entre doce y catorce horas desde la última ingesta, e intensa a la hora de la cena, incluso cuando pasan apenas sólo unas horas tras la última comida.

Si tenemos más hambre por la noche que por la mañana, no es sólo resultado de la combinación de alimentos, la programación mental o los viejos hábitos. El hambre sigue un ritmo «circadiano» (que significa de veinticuatro horas) de la mano del cambio cíclico y repetitivo de los niveles de ciertas hormonas. La concentración de grelina, por ejemplo, ondula siguiendo este ritmo natural, con su punto más bajo por la mañana, en torno a las ocho, y su punto más alto por la tarde, alrededor de las ocho también.

Por su parte, las hormonas contrarreguladoras (insulina, cortisol y la hormona de crecimiento) presentan los niveles más elevados a primera hora del día. Este pico matutino mejora la disponibilidad de combustible a nuestras células y así podemos iniciar la jornada con fuerza. El efecto de estas hormonas y su baile a lo largo del día es un claro ejemplo de la herencia metabólica de nuestros ancestros, cuando había que salir a cazar o a defenderse con los primeros rayos de sol...

Los niveles de insulina, cortisol y de la hormona de crecimiento aumentan en las situaciones en las que debemos atacar o huir para que podamos tener acceso inmediato a la energía que las células precisan para enfrentarnos al enemigo o salir corriendo. Asimismo, se ha observado que sus ritmos circadianos señalan también al organismo cuándo acelerarse y cuándo suavizar el compás, independientemente del estímulo del estrés.

De forma natural, los niveles de hormonas contrarreguladoras alcanzan su máximo antes de despertarnos, alrededor de las cuatro de la madrugada, y van descendiendo paulatinamente a lo largo de las horas, hasta llegar a niveles mínimos por la noche. Así, en nuestro día a día, el ritmo circadiano de las hormonas contrarreguladoras nos capacita para manejar mejor los vaivenes de la jornada. El nivel de azúcar en la sangre más alto al alba nos activa para afrontar el día, al disponer las células de más combustible para arrancar la maquinaria, y desciende con el anochecer, para bajar el ritmo y favorecer el descanso reparador.

Además de la de la glucosa, la hormona de crecimiento eleva también la cantidad del otro gran combustible celular: la grasa. La hormona de crecimiento facilita la acción de las enzimas implicadas en la combustión de grasa y así aumenta la cantidad utilizable de este otro carburante, facilita el acceso a las reservas almacenadas y permite niveles más estables de energía.

El ritmo circadiano de las hormonas influye, como vemos, en el metabolismo y la utilización de nutrientes. Existe una sincronización entre el cambio rítmico de los niveles hormonales y el funcionamiento de las rutas metabólicas. Un ritmo fluctuante que condiciona la potencia de acción de las enzimas y las cascadas metabólicas, y favorece la digestión de los alimentos en la primera mitad del día para ir luego apagando la señal a lo largo de la tarde, hasta entrar en modo reposo de cara al descanso profundo nocturno.

La misma comida tomada a primera o a última hora del día tiene un efecto diferente. La modificación de la fuerza digestiva y el cambio de respuesta celular a la insulina (mayor por la noche que por la mañana) hace que una cena copiosa o rica en carbohidratos nos lleve con mayor probabilidad a desarrollar depósitos de grasa y exceso de peso que la misma combinación de alimentos tomada al mediodía.

Otro efecto de estos cambios del ritmo circadiano en la salud es la facilidad con la que manejamos los alimentos en los distintos momentos del día. En general, digerimos mejor los alimentos crudos por la mañana que por la noche. Por eso es preferible reservar la ensalada para el mediodía y la verdura cocinada (al vapor, pochada, guisada, en puré) para la cena.

La regulación hormonal del hambre desempeña un papel decisivo que se traduce en todos esos cambios predecibles de la química interna y el comportamiento, que nos llevan a sentir más apetito en unos momentos u otros y a llevar a cabo la digestión y asimilación de los alimentos con más o menos facilidad.

El reloj biológico repercute en el rendimiento metabólico. Y a la inversa: los niveles hormonales se ven afectados por la ingesta. Los sincronizadores menores del ritmo circadiano, alojados en nuestros tejidos y órganos, son sensibles a los estímulos externos de la temperatura, la luz y los alimentos. Este mecanismo explica por qué levantarse en mitad de la noche a comer helado engorda, agrava el insomnio y es tan perjudicial para la salud global (física, mental y emocional) o por qué desayunar nada más levantarnos dificulta la pérdida de los kilos de más y nos priva de foco mental: el acto de comer reduce los niveles de las hormonas contrarreguladoras y se interrumpen así sus efectos matinales sobre la regulación de la glucosa y la grasa. Por el contrario, retrasar el desayuno y no tomar nada hasta bien entrada la mañana respeta los niveles naturales de hormonas contrarreguladoras, nos da sensación de vitalidad y ayuda al control de peso.

Según todo esto, la mejor estrategia sería:

- Retrasar o saltarse el desayuno (en las personas adultas).

- Hacer la comida principal del día en algún momento entre las doce del mediodía y las tres de la tarde, e incluir en ella alimentos crudos (como una ensalada).

- A última hora de la tarde, en una franja horaria entre las seis y las ocho de la tarde, tomar una cena frugal con alimentos cocinados.

Esto aúna la perspectiva del metabolismo y la cronobiología, y el plan cobra sentido. Además, nos conecta con los antiguos... Ya lo decía Hipócrates, el padre de la medicina, en el siglo v a.C. En su visión global de la persona y las enfermedades, la alimentación constituía el eje central del tratamiento; debía contemplar todos los detalles, incluidos (¡ya entonces!) los ritmos circadianos... ¡y hasta estacionales!

Para la escuela hipocrática, los alimentos eran medicina, y la medicina debía apoyarse en los alimentos día a día. E incluso modificar la dieta según el clima y las estaciones del año. «En invierno, un periodo caracterizado por el frío y la humedad, sería preferible consumir carnes asadas con salsa, cocinadas con especias calientes En primavera, cuando dominan el calor y la humedad, pasar poco a poco de los pucheros a los salteados y empezar a comer más legumbres verdes. En los calurosos meses de verano, convendría consumir las carnes y los pescados a la plancha, más ligeros, y preferir alimentos fríos y húmedos como el melón, la ciruela o la cereza. En otoño, un periodo en el que comienza de nuevo el frío, haría falta elegir alimentos apetitosos y ligeramente ácidos "para expulsar la melancolía" (era la época de los humores), así como reducir el consumo de vino y frutas».

La comida es un gran regulador y una potente herramienta para optimizar el metabolismo. Y lo sabemos desde hace más de dos mil quinientos años No es magia. Es una aguda capacidad de observación propia de los médicos clásicos y —ahora que disponemos de las herramientas para estudiarlo— el conocimiento de que los alimentos, la luz y la temperatura ejercen un efecto regulador en los relojes celulares del organismo.

Si respetamos los ritmos naturales y sincronizamos la ingesta con ellos, eligiendo el mejor momento y los mejores ingredientes para nuestras hormonas y enzimas, podemos optimizar la maquinaria interna y ganar la tan valiosa flexibilidad metabólica, como si fuera una versión 2.0 del sabio Hipócrates.

Date un descanso

> **El ayuno intermitente es una poderosa herramienta para optimizar el metabolismo.**

Cuando estamos en ayunas, concedemos un respiro al sistema metabólico y movemos la palanca *pull-push* (del almacenamiento o el uso de la energía) hacia la quema de combustible. La modulación de enzimas situadas en puntos cruciales metabólicos actúa como ese interruptor robusto (y a la vez fino y exquisito) que cambia de vía entre la oxidación de la glucosa y el almacenamiento de energía en forma de grasa en estados de ingesta, y la oxidación de ácidos grasos para obtener energía estable en momentos de ayunas.

Esta alternancia es altamente sensible a la presencia o ausencia de alimentos. El exceso calórico continuo lleva a la activación exagerada de la vía de la glucosa hasta desembocar en ese atasco o embotellamiento metabólico que da lugar a fallos en su funcionamiento (por ejemplo, del receptor de la insulina, ¡tan importante para todo el conjunto!), a la inactivación de enzimas de combustión, a lesiones mitocondriales y a bloqueos de la regeneración de las mitocondrias dañadas. Hacer pausas en forma de ayuno intermitente desobstruye las cascadas metabólicas, resetea el sistema y permite la renovación de los actores implicados en el manejo de sustratos.

Lo contrario, periodos largos de exceso calórico ininterrumpido, termina afectando a la flexibilidad metabólica y daña múltiples tejidos y órganos. Entonces surgen la obesidad, la diabetes tipo 2 y la enfermedad cardiovascular, entre otros problemas de salud.

Una de las claves en la transición entre ingesta y ayuno (y viceversa) es la comunicación a través de notas endocrinas y señales metabólicas que orquestan la oxidación de combustible y su transporte a los tejidos a lo largo del cuerpo. Entre ellas, el mensaje de la insulina.

¡Y aquí también entra en juego el ayuno! Ayunar es la manera más eficaz de reducir la insulina. Y necesitamos bajarla para abrir las compuertas de nuestros depósitos de seguridad. Si no paramos de comer y no descienden los niveles de insulina, el cuerpo no deja de recibir la orden de que hay que guardar energía y respetar las reservas. Nuestras células precisan cambiar de registro Al hacer ayuno intermitente, cae la concentración de insulina en la sangre y pueden saltar de vía hacia la de la combustión de grasa y el uso de las provisiones, lo que nos aporta energía estable y duradera.

Metabólicamente hablando, el organismo inflexible usaría de preferencia los carbohidratos para proveer de energía a sus células en estados de ayunas, pero sólo dispone de unos cientos gramos acumulados, que es la capacidad de almacenaje de glucógeno en el hígado y los músculos.

Estos ahorrillos aportan energía para el funcionamiento medio de una persona adulta sana equivalente a doce horas. ¿Y después? Con las proteínas no podemos contar: son un recurso demasiado caro (y sucio en su combustión) para utilizarlo como fuente de energía ¿Entonces? Lo mejor es ser metabólicamente flexible y recurrir a la grasa. La energía que aporta la grasa es estable y duradera. Además, como podemos almacenarla casi sin límite, ofrece siempre *cash* de donde obtener la que sea necesaria.

Durante el ayuno se inician fenómenos que culminan con la utilización de las grasas de reserva y la generación de cuerpos cetónicos que pueden proveer de energía a todas las células del cuerpo, incluidas las células nerviosas, por su paso facilitado a través de la barrera hematoencefálica.

Aparte de cetonas, el hígado puede sintetizar también otras grasas que desempeñan funciones vitales, como el colesterol (componente de la vaina de mielina de los nervios y precursor de hormonas como la testosterona) o los fosfolípidos de membranas celulares. Así, el ayuno es un aliado energético y funcional que potencia la flexibilidad metabólica y la salud.

Podemos incluir en nuestro día a día esta práctica de manera segura en forma de ayuno intermitente, que es el que repetimos con regularidad cada equis horas. El más útil en este sentido es el de dieciséis horas, que conlleva estrechar la ventana horaria en la que hacemos nuestras ingestas a las ocho horas restantes del día. Por ejemplo:

- Saltarse el desayuno, almorzar a las doce del mediodía y cenar a las ocho de la tarde: desde la cena hasta el almuerzo estaremos dieciséis horas en ayunas.

- Si cenamos más tarde y acabamos a las diez de la noche: no tomar nada durante la mañana siguiente, hasta la comida a las dos de la tarde.

- Si preferimos desayunar, podemos hacerlo a las ocho de la mañana, tomar la última comida de ese día a las cuatro de la tarde y dejar la tarde y la noche libres, hasta el desayuno del día siguiente.

Los estudios muestran que el ayuno diurno puede elevar en exceso los niveles de cortisol, en especial en personas sometidas a una alta carga de estrés o con hipotiroidismo, y que el patrón que más se ajusta a nuestros ritmos naturales es el que alarga el ayuno fisiológico que hacemos de forma espontánea mientras dormimos. Por eso, en general, para hacer ayuno intermitente, es mejor retrasar el momento del desayuno que saltarse la cena.

También sabemos que un ayuno de dieciséis horas puede resultar excesivo en personas con enfermedad tiroidea y mujeres en torno a la menopausia, por lo que van a obtener más beneficio limitándolo a catorce o doce horas, aunque sea más corto que el estándar. Lo que para otras puede ser escaso, para estas personas será lo ideal.

No hay un modelo único ni un mejor ayuno para todos. Cada uno debe amoldar sus ayunos para la flexibilidad metabólica que corresponde a su naturaleza y condición particular.

Lo que sí parece universal es la idoneidad de ayunar completamente tras un festín. Descansar durante un mínimo de doce horas o menos tiempo, si por la razón que sea para esa persona eso es demasiado. De esta forma, el aparato digestivo termina de procesar los alimentos (digiere la comida, absorbe nutrientes y expulsa elementos de desecho) y desatascamos las rutas metabólicas.

No cenar la tarde de Navidad después de una comida exuberante, no desayunar ni comer al día siguiente de una cena copiosa, dejar el día en blanco tras un *brunch* superabundante e hidratarnos muy bien en esas horas de ayuno es una gran ayuda para el aparato digestivo y las mitocondrias. ¡Y para nuestros emuntorios!, los órganos encargados de la eliminación de las toxinas: el intestino, a través de las heces; los riñones, con la orina; la piel, por el sudor, y los pulmones, con el aire espirado.

Para vivir bien, necesitamos un entorno limpio, tanto por fuera como por dentro. Por eso (y por mucho más) el ayuno intermitente es una herramienta poderosa al alcance de la mayoría de las personas.

¡Y se puede hacer de una manera segura y amable! Por ejemplo, incluyendo algún alimento que calme el hambre y nos dé energía, sin sacarnos del estado metabólico propio del ayuno ni privarnos de sus beneficios en la salud, como sucede con las grasas (seguimos favoreciendo la elevación de los cuerpos cetónicos en la sangre) o ciertas bebidas.

Además de agua, durante las horas de ayuno podemos tomar caldo de verduras e infusiones: café, té (en particular el té verde), menta, hierbaluisa, salvia, manzanilla, tila, *roiboos*, mate o *tulsi*. ¡Sin azúcar, por favor! Nos hidratan, potencian el trabajo de los emuntorios, promueven la salud intestinal y, ricos en antioxidantes, cuidan de nuestras mitocondrias y rutas metabólicas.

El café, además, favorece la autofagia y, con ello, la renovación celular y mitocondrial. ¡Eso sí!, sin añadir leche, azúcar ni otros edulcorantes para no bloquear sus efectos saludables:

- Es antioxidante.
- Aumenta la sensibilidad a la insulina.
- Activa el metabolismo.

El café potencia el estado de combustión de grasas en el que nos encontramos cuando estamos en ayunas. También podemos beber café cetogénico, un café rico en grasas saludables que aporta energía, sacia y corta el hambre sin sacarnos del estado metabólico propio del ayuno, basado en la vía de combustión de la grasa.

Sustituir el desayuno por un café cetogénico nos permite aguantar horas sin comer y favorecemos la práctica del ayuno intermitente, haciéndolo más amable. Incluso cubrimos la necesidad emocional, afectiva y mental de tomar una bebida caliente por la mañana.

¿Cómo se prepara el café cetogénico? Debemos verter en una jarra el contenido de una taza de café solo (tipo americano) o té negro (también queda rico, aunque no promueve tanto la activación metabólica como el café) y añadir:

- 1 cucharada sopera de mantequilla bío o aceite de coco MCT

- Una pizca de sal marina sin refinar

- Un toque de canela o nuez moscada

Batir con la batidora y ¡a disfrutar! Al añadir grasas al café, potenciamos sus beneficios sobre el metabolismo y facilitamos la transición de la vía de la glucosa a la de la grasa. Como la mantequilla no contiene lactosa (es una mezcla de grasa y agua), es de fácil digestión y no se asocia con problemas intestinales. El MCT activa la formación de cuerpos cetónicos y promueve el control de los niveles de glucosa en la sangre.

La sal aporta los minerales que necesitan nuestras rutas metabólicas para funcionar correctamente, y la canela o la nuez moscada ayudan a regular los niveles de glucosa en la sangre (entre otros muchos beneficios para la salud).

Por eso, además de darnos energía sin sacarnos del estado metabólico de ayunas y ayudarnos a optimizar el metabolismo, el café cetogénico nos aporta lucidez mental, mejora el ánimo y sentimos menos antojos de comida, más sensación de saciedad y mayor adhesión a nuestro plan de ayuno.

Como el café ceto (o keto), la dieta para la optimización del metabolismo incluye muchos elementos ricos, gustosos, variados e interesantes. ¡Se puede disfrutar cuidando la salud!

EL EJERCICIO FÍSICO

El ejercicio físico es un gran regulador del metabolismo. En concreto, aquel que:

- Favorece el cambio de clavija de las dos vías principales de combustible.

- Neutraliza el exceso de radicales libres.

- Fomenta la salud de la mitocondria.

Tanto el entrenamiento de fuerza y el de movilidad como el movimiento que hacemos con las actividades cotidianas influyen por distintas vías en la flexibilidad metabólica y nos ayudan a optimizar el metabolismo.

Por un lado, el ejercicio físico impulsa la depuración de toxinas que alteran el funcionamiento de las cascadas metabólicas y dañan nuestras mitocondrias. Primero, mediante la activación de su drenaje en la circulación linfática y la eliminación a través de la piel con el sudor y, segundo, al acelerar la respiración, ya que esto también favorece la expulsión de toxinas, en este caso en el aire espirado. Por otro lado, porque fomenta la oxigenación de los tejidos y, con ello, la reparación de los posibles daños celulares asociados al trabajo metabólico y la regeneración de las mitocondrias lesionadas.

Además, con el ejercicio físico promovemos el crecimiento y la funcionalidad de los músculos, y el músculo es un órgano metabólico que influye directamente en las palancas de la flexibilidad metabólica.

En los últimos años se ha descubierto la importancia del lugar que ocupa el músculo como modulador de las respuestas metabólicas. Un músculo bien entrenado es capaz de recurrir a la vía de la glucosa o de la grasa, según las necesidades.

Durante el entrenamiento, mejora la respuesta de las células a la insulina y, con ello, se favorece la captación de glucosa para su combustión. Si el ejercicio es aeróbico (y, sobre todo, si es de resistencia) y se agotan los depósitos de glucógeno o, si se trata de un ejercicio anaeróbico (o entrenamiento de fuerza), activamos la quema de grasa. Esto sucede en el músculo y en otros tejidos y órganos.

Como respuesta a la contracción o relajación del músculo, las células musculares producen ciertas sustancias llamadas «miocinas» que actúan como hormonas. Las miocinas son un conjunto de proteínas segregadas por las células musculares que recorren el cuerpo hasta alcanzar sus células diana y ejercer en ellas un papel modulador. De la célula muscular pasan a la sangre y, por el torrente sanguíneo, son distribuidas por todo el organismo y llegan a células de tejidos y órganos situados a cierta distancia. En concreto, actúan sobre el tejido adiposo, el hígado, el páncreas, el corazón y el cerebro. Allí influyen en el funcionamiento de las distintas rutas metabólicas. Por ejemplo:

- Modifican la combustión de glucosa o de ácidos grasos, según nos encontremos en reposo o actividad.

- Regulan los niveles de la glucosa en la sangre.

- Promueven la proliferación y el crecimiento del músculo y el tejido adiposo. Esto lo hace en concreto la miostatina, cuyos niveles aumentan con la inactividad y descienden cuando hacemos ejercicio físico. Se ha observado que los niveles altos de miostatina están relacionados con el desarrollo de la obesidad, y los niveles bajos conllevan una especie de protección frente al aumento de peso ligado a dietas desfavorables. Además, la miostatina mejora la sensibilidad a la insulina, favoreciendo la captación de glucosa por parte de las células y la oxidación de ácidos grasos en tejidos periféricos.

Las miocinas proveen al músculo de la capacidad de influir en el metabolismo de todo el cuerpo a través de la señalización endocrina que ejercen. Son algo así como las embajadoras del músculo. Por eso se dice que el músculo, además de metabólico, es un órgano endocrino (como el páncreas, la tiroides o las glándulas suprarrenales). El músculo fabrica y libera a la sangre hormonas; en este caso, miocinas.

Irisina, miostatina, factor *meteorin-like*, FGF-21 cada una con sus particularidades, las miocinas desempeñan el importante papel de actuar como mediadoras de los efectos del ejercicio físico sobre todo el conjunto del organismo.

Las miocinas coordinan respuestas adaptativas de la regulación de la energía en función del nivel de inflamación interna. De esta manera, la inflamación y la flexibilidad metabólica quedan (de nuevo) conectadas.

Y sucede en un doble sentido: según el nivel de inflamación, el músculo libera miocinas para modular el metabolismo y, a su vez, las células musculares son capaces de liberar moléculas propias del sistema de inflamación. Es lo que ocurre, por ejemplo, con la interleucina-6 (IL-6), una molécula proinflamatoria. Pero con un matiz importante: cuando es liberada por el músculo, cambia de rol. En lugar de promover la inflamación, la IL-6 segregada por el músculo aumenta la captación de glucosa por las células y estimula su vía de combustión. Y cuando la IL-6 es liberada por las células del sistema inmunitario, actúa como proinflamatoria. Esto sucede también si es producida por las células del tejido adiposo: entonces promueve la inflamación y, además, reduce la señal de la insulina y bloquea su captación por parte de las células, afectando negativamente a la flexibilidad metabólica. Una misma molécula termina dando resultados diferentes según su lugar de procedencia. Tanto a nivel local como general, el músculo ejerce un papel crucial en la modulación del metabolismo.

Hay motivos claros, por tanto, para incluir el ejercicio físico en nuestros hábitos cotidianos de manera que optimicemos la flexibilidad metabólica y, con ello, situarlo en la base del cuidado de la salud. Muchas personas poco aficionadas al deporte pueden sentir cierto agobio al saber esto. ¡Calma! No se trata de convertirnos en deportistas de élite. De hecho, el deporte en exceso puede ser contraproducente y oxidarnos en demasía.

El objetivo es que el ejercicio físico forme parte de nuestro día a día, como un elemento de higiene cotidiana más. No hay que vivirlo como un castigo, sino como una oportunidad diaria de optimizar la salud de las enzimas, hormonas, mitocondrias y cascadas metabólicas y, así, reforzar de manera integral nuestra salud y bienestar.

Para eso, lo primero que debemos hacer es tener en cuenta cómo somos, cómo estamos y adónde queremos llegar. Conviene preguntarnos: ¿cuál es el estado de forma inicial? ¿Cómo vamos avanzando? ¿Qué progresión tenemos? Lo que hagamos puede no ser igual. Es como con el ayuno: no hay un entrenamiento ideal ni mejor que otros. El entreno bueno es el que encaja en nuestros gustos y capacidades, y respeta el ritmo de cada uno.

La rutina del ejercicio físico puede variar mucho de unas personas a otras e incluir distintos ejercicios a diferente intensidad. Es muy importante respetar esta individualidad a la hora de planificar los entrenamientos.

Primero, para no lesionarnos y, segundo (y muy importante también), porque el objetivo es que la actividad física se convierta en una herramienta de uso cotidiano que potencie la salud a todos los niveles (físico, mental y emocional), no en algo aislado que reservamos sólo para momentos de motivación, presión o incluso ¡de culpa!

Por ejemplo, si se trata de una persona que lleva una vida sedentaria, con sobrepeso, obesidad o problemas de salud, lo más inteligente es comenzar con ejercicio físico suave, fácil de asimilar, y que vaya a ser sostenible a medio y largo plazo. En estos casos, es preferible dar prioridad a la movilidad y la activación gradual del metabolismo antes que al poderoso entrenamiento de fuerza.

Un excelente ejercicio en estos casos consiste en caminar: empezar con un paseo diario de al menos cuarenta minutos, primero despacio y más rápido después (que nos haga sudar). Tras varias semanas de caminatas diarias, habría que alargar el paseo a un mínimo de una hora. Poco a poco, la persona irá ganando resistencia y movilidad y, al final, tolerará el ejercicio sin ver limitada su capacidad respiratoria y sin sufrir dolor articular o muscular. Entonces, se podrán añadir ejercicios de fuerza. Ahora, sí. Verá que están a su alcance y no se cerrará a esa posibilidad.

Si se trata de una persona activa, acostumbrada a hacer ejercicio físico, con actividades de movilidad habituales como paseos, marcha nórdica, senderismo, natación, baile, etc., entonces puede incorporar desde el principio entrenamiento de fuerza, por ejemplo, con ejercicios multiarticulares. ¡Le darán un *plus* de gran valor! La movilidad y el entrenamiento de fuerza constituyen un combo perfecto para la optimización del metabolismo.

Aparte del estado de forma inicial, otro aspecto de suma importancia es respetar el ritmo de progreso. En nuestro plan de ejercicio físico para la flexibilidad metabólica (en especial si somos principiantes), es fundamental respetar la naturaleza desigual de los distintos componentes del aparato locomotor. Cuando entrenamos, estimulamos los músculos y lo que se denomina «tejido conjuntivo»: los cartílagos, los ligamentos y las fascias. El tejido muscular y el tejido conjuntivo no responden igual:

- La estructura del músculo puede modificarse rápida y eficazmente ante requerimientos funcionales, ligados al ejercicio físico o a la necesidad de reparación de una lesión, mediante una potente respuesta regenerativa.

- Los cartílagos, los ligamentos y las fascias, por el contrario, al no recibir vascularización directa de grandes vasos sanguíneos y tener un ciclo de regeneración celular más lento que el del músculo —siete meses en el tejido conjuntivo frente a tres meses en el tejido muscular— presentan una respuesta adaptativa más gradual.

Este desfase en la capacidad de adaptación entre los dos tejidos nos hace vulnerables a las clásicas lesiones de principiante.

Al cabo de unos meses de empezar con el entrenamiento de fuerza, los músculos habrán ganado potencia, resistencia e incluso volumen, y nos sentiremos fuertes. Sin embargo, aún no lo seremos a nivel conjuntivo. Es nuestro eslabón débil de la cadena Al pretender levantar más peso del adecuado, podemos rompernos: no por los músculos, sino por los cartílagos, los ligamentos o las fascias.

Debemos ir despacio y respetar el proceso natural de adaptación total al ejercicio físico. De nuevo: se trata de una práctica para toda la vida. ¡Calma y perseverancia! Queda mucho por hacer:

- Movernos.

- Desarrollar la fuerza.

- Aprovechar las decenas de oportunidades en los gestos del día a día.

Los diez mil pasos

El movimiento es la base de la vida del ser humano. Así ha sido durante millones de años, y de esta forma hemos ido adaptando lo que somos a ese movimiento esencial. Por eso el sedentarismo, habitual hoy en día, afecta de una manera tan grave a la salud y a la calidad de vida de tantas personas. Choca frontalmente con nuestra cualidad fundamental. No estamos hechos para pasar la mayor parte del día sentados en una silla o tirados en el sofá

Una pauta básica para favorecer la salud, prevenir problemas futuros y mejorar la sensación global de bienestar es mantenernos activos en la medida de lo posible. El movimiento físico mejora el control de peso, la salud cardiovascular, la protección del aparato locomotor, la capacidad cognitiva, el buen estado de ánimo y el equilibrio emocional. La clave está en las rutas metabólicas y las mitocondrias: el movimiento mejora el uso de glucosa, el cambio de la vía de la glucosa a la vía de la grasa y la eliminación de radicales libres lesivos.

Y, para eso, podemos limitarnos a caminar, una de las formas de ejercitarnos más fáciles, económicas y accesibles que existen. No necesitamos equipamiento, ni preparación técnica especializada, ni formar parte de un grupo exclusivo o ajustarnos a un horario concreto Además, tiene un impacto muy positivo en la salud metabólica y, con ello, en la salud global.

Un buen ejemplo de ello es la influencia que tiene en la resistencia a la insulina. Caminar al menos un kilómetro cada día, cinco días a la semana, ha demostrado reducir el riesgo de desarrollar diabetes tipo 2 e, incluso, detener su progresión. Se debe a que este tipo de ejercicio favorece la sensibilidad de las células a la insulina y, con ello, la regulación de los niveles de glucosa en la sangre y la utilización de la grasa almacenada en forma de energía de reserva.

Se ha estudiado también el efecto de salir a caminar en personas sanas. En concreto, después de comer. Entre otros beneficios, se ha observado que un paseo posprandial facilita las digestiones. Principalmente, mejora la movilidad intestinal y, con ello, la trituración de los alimentos y su mezcla con los jugos segregados por el tubo digestivo. El resultado final es una mayor sensación de comodidad digestiva, menor acidez o reflujo y mejor tránsito intestinal (en forma de menos estreñimiento). Además, es muy importante para nuestras mitocondrias, sobre todo cuando las hemos sometido al trabajo extenuante de procesar los alimentos abundantes y variados de una comida copiosa.

Dar un paseo después de un festín ayuda a las mitocondrias a desprenderse del exceso de radicales libres que se han generado durante el metabolismo. Al caminar, hacemos un gasto energético que neutraliza los radicales libres producidos en exceso y contrarresta su (peligroso) efecto lesivo sobre las células y los tejidos.

Aparte de esos días especiales de fiestas, banquetes y otras celebraciones en torno a la comida, todos y varias veces al día debemos incluir alguna actividad física que implique el puro movimiento:

- Salir a caminar por un entorno natural: parque, bosque, playa, montaña, etc.

- Nadar, bailar, saltar, patinar, montar en bici, etc.

- Jugar a las palas, al tenis, al golf, al pádel.

- Aprovechar los desplazamientos al trabajo, al colegio, a la universidad, etc., para ir andando.

Se trata de poner en la base de nuestra pirámide de la actividad física una o varias actividades que conlleven movimiento, a ser posible todos los días de la semana. Para eso es necesario que la actividad sea de nuestro agrado y nos motive, pues de lo contrario no será sostenible a largo plazo, o algo que podamos incluir en nuestra apretada agenda de obligaciones.

Debemos asegurar la movilidad de algún modo. ¡Y el mínimo de los diez mil pasos es una excelente idea! Así conseguimos preservar la masa muscular, optimizar la fuerza, prevenir lesiones y mejorar la salud articular, imprescindible para cuidar la salud a diario.

Además, tiene una aplicación directa a la vida: cuando cultivamos la movilidad, mantenemos a tono nuestras articulaciones y somos capaces de llevar a cabo movimientos habituales como atarnos los cordones, levantar algo pesado del suelo, subir un bolso a un portamaletas, agacharnos a besar a un hijo o a un nieto, llevar las bolsas de la compra, levantarnos de la silla, y fomentamos un círculo virtuoso en el que, por hacer estos gestos, conservamos una buena movilidad que nos permite hacer esos movimientos con facilidad.

La movilidad es una de las bases de la salud del aparato locomotor. Mejora no sólo la amplitud de movimiento y la capacidad de respuesta, sino también la propiocepción (es decir, la percepción de cómo está nuestro cuerpo), que nos lleva a afinar la reacción ante un obstáculo y protegernos con las manos ante un posible golpe o para evitar una caída.

Una manera de entrenarla es mediante el trabajo aeróbico o cardiovascular (también llamado «cardio»). En este sentido, el entrenamiento de alta intensidad (tipo HIIT) muestra un efecto potente sobre la flexibilidad metabólica. Por un lado, aumenta la respuesta de las células a la insulina y, por otro, como las células vacían sus reservas de glucógeno, las obliga a recurrir al otro gran combustible de reserva que es la grasa. Esto promueve el cambio de combustión de las cascadas metabólicas del modo glucosa al modo grasa.

También podemos hacer elíptica, cinta, escalera. Lo ideal es practicarlo a intervalos de intensidad. Cuando hacemos cardio alternando picos de gran exigencia con valles suaves de recuperación, influimos de manera positiva en la optimización del metabolismo. Por ejemplo, haciendo intervalos de entrenamiento en la elíptica que alternen un minuto a velocidad máxima y un minuto de recuperación.

Se ha observado que este tipo de entreno mantiene activo el metabolismo durante más tiempo que el trabajo aeróbico convencional. Tiene una repercusión muy interesante en la optimización del metabolismo, y es una buena forma de activarse antes del siguiente componente de nuestra tabla de ejercicio para la flexibilidad metabólica: el entrenamiento de fuerza.

Entrenamiento de fuerza

El entrenamiento de fuerza ha demostrado numerosos efectos beneficiosos sobre la salud general y metabólica en particular. Aparte de mejorar la salud cardiovascular, reducir el riesgo de cáncer y favorecer la salud cerebral y el estado de ánimo, tiene un impacto directo importante en la optimización del metabolismo. Las contracciones musculares facilitan la captación de glucosa por las células. Por eso con el entrenamiento de fuerza controlamos mejor la glucemia.

Los efectos más poderosos sobre la optimización metabólica tienen lugar cuando entrenamos fuerza en ayunas (al menos doce horas después de la última ingesta). Para ello necesitamos, a su vez, una buena flexibilidad metabólica que desbloquee el acceso a la energía de reserva. Estemos en ayunas o no, el entrenamiento de fuerza es un *must* para la optimización del metabolismo.

¿Cómo lo hacemos? En el entrenamiento de fuerza se aplican ejercicios como la sentadilla, el peso muerto, los jalones, las prensas, etc., con cargas o pesos. Estos pesos se pueden aplicar en forma de barra, discos, mancuernas o *kettlebells*. En general, son progresivos.

El objetivo de este tipo de entrenamiento es mejorar la fuerza y desarrollar la masa muscular. Para lograrlo, primero fatigamos el músculo y luego lo dejamos descansar. El mecanismo es el siguiente: al principio se produce un cierto debilitamiento del músculo por agotamiento de las reservas energéticas de glucógeno, mayor estrés metabólico y lesión de las células musculares. Después, como el músculo reacciona ante estas señales para compensar la fatiga y reparar el daño celular, se sobrepone al debilitamiento desarrollando más fuerza y más tamaño a base de sintetizar nuevas fibras musculares. Así vamos ganando fuerza, resistencia y masa muscular, fundamental para la flexibilidad metabólica. Podemos hacerlo con músculos aislados o por grupos funcionales.

La manera más eficiente de trabajar la fuerza es con los

llamados «ejercicios multiarticulares», que involucran varias articulaciones (de ahí su nombre) y grandes grupos musculares. Incluyen la sentadilla, el peso muerto, la zancada, el jalón, las dominadas…

Los ejercicios multiarticulares son enormemente eficientes: en menos tiempo, conseguimos ejercitar más grupos musculares y lograr una mejor respuesta física y metabólica. Con los ejercicios multiarticulares trabajamos de forma natural todos los músculos necesarios para llevar a cabo el movimiento en cuestión y, además, activamos de manera complementaria otros grupos de músculos secundarios que son necesarios para asegurar y coordinar el movimiento.

Por ejemplo, en el peso muerto son las piernas las que deben levantar el peso del suelo, pero necesitan unos brazos fuertes que sostengan la barra o la pesa y unos músculos abdominales y dorsolumbares firmes que estabilicen el tronco. En un solo ejercicio, entrenamos cuatro grupos musculares grandes: piernas, brazos, abdominales y músculos de la espalda. Es mucho más eficiente que trabajar por separado piernas, brazos, abdominales y dorsolumbares. Y además sucede algo muy interesante a nivel nervioso y metabólico: mandamos al cuerpo el mensaje de que debe emplearse a fondo y activar la mejor respuesta.

Por eso los ejercicios multiarticulares son los que más estimulan la secreción de hormona de crecimiento (GH), importante para ganar masa muscular, perder masa grasa y aumentar la sensación global de fuerza y bienestar. ¡Y mantener activo el metabolismo durante las horas posteriores!

En concreto, los ejercicios que consiguen la mayor activación de secreción de GH son los multiarticulares que implican la cadera, como la sentadilla, la zancada, el peso muerto, el *trap bar* o barra hexagonal y el *press* (o prensa) de pierna, que puede ser horizontal o inclinado.

En estos ejercicios, el trabajo se centra en el tren inferior, es decir, en las piernas y los glúteos, y a la vez se activan grandes grupos musculares de los brazos, la espalda y la faja abdominal. A nivel del tren superior podemos incluir las flexiones en el suelo o apoyados en la pared, el jalón, el remo, la dominada con o sin apoyo y el *press* de hombro.

Estos ejercicios implican principalmente a los músculos de los brazos, la espalda y la faja abdominal, al tiempo que logran la sinergia de todos los músculos que se usan en el control de la postura corporal.

Para conseguir nuestros objetivos, es importante llevar a cabo una buena práctica (¡cuidado con la postura y la técnica!) y trabajar con pesos progresivos: es mejor empezar sin cargas añadidas para aprender la postura y el movimiento, y luego ir añadiendo peso poco a poco, a la medida de cada uno.

Para eso es muy importante tener en mente la dosis mínima efectiva, es decir, la que aporta los mayores beneficios con el menor tiempo y esfuerzo necesarios, además de la menor probabilidad de lesionarnos.

El objetivo es potenciar la salud global, optimizar el metabolismo y poder practicarlo durante toda la vida. No lo sacrifiquemos por prisas o ambiciones desproporcionadas. ¡Perderíamos tanto!

Aunando todo en una rutina, lo más recomendable sería comenzar el entrenamiento con ejercicios de movilidad para calentar y activar las articulaciones. Después, incluir los ejercicios multiarticulares más el trabajo específico de gimnasio, según los gustos y necesidades de cada persona, y finalizar con estiramientos suaves y controlados, que mejoran la amplitud de movimiento y la recuperación funcional, optimizan la posición corporal, reducen la aparición de agujetas tras los entrenos y ayudan a evitar lesiones. Y esto para todos, tanto hombres como mujeres...

Aunque a muchas mujeres les asusta este tipo de propuesta... En parte, es por lo complejo de los ejercicios, lo que se soluciona con un buen formador-entrenador. Y, por otro lado, por el temor a ganar masa muscular y acabar hipertrofiadas. ¡Tranquilas! Ojalá fuera tan fácil... Ganar volumen muscular requiere mucha constancia y trabajo con grandes pesos, y niveles elevados de hormonas sexuales (como la testosterona) y de la hormona de crecimiento. Por eso, en general, es más fácil muscular en hombres que en mujeres, y en personas jóvenes que en adultas.

Los ejercicios multiarticulares son ejercicios complejos que requieren entrega y dedicación, y que a muchas mujeres las sacan de su área de confort del entrenamiento clásico femenino aprendido (en máquinas, trabajando músculos aislados y con poco peso), pero es un esfuerzo que merece sin duda la pena.

El trabajo de fuerza y los ejercicios multiarticulares son una excelente inversión: proporcionan una gran ayuda a nivel metabólico y, una vez superadas las barreras, también a nivel mental y emocional. Con movimiento, fuerza y movilidad, mejoran la salud, la sensación de bienestar, la energía, el aspecto físico y la percepción de autonomía y de poder personal.

Es importante cuidar la técnica y terminar el entrenamiento con sensación de frescura y vitalidad, no con la de no poder dar un paso más porque nos hemos drenado del todo. Se trata de que los entrenamientos nos den los mejores resultados con el menor tiempo y esfuerzo posibles. Así conseguiremos:

- Activación muscular.

- Optimización de la secreción hormonal.

- Depuración de elementos de desecho del metabolismo.

- Activación de las rutas metabólicas.

En todos los casos, es preferible contar con un especialista en entrenamiento personal que nos ayude a dirigir la actividad para asegurarnos de la corrección postural y de la buena ejecución de los movimientos. De una buena técnica depende conseguir los beneficios buscados y evitar lesiones, y esto es aún más importante cuando incluimos el trabajo con cargas o cuando manejamos pesos en etapas avanzadas de la vida.

«Ah, pero ¿no soy muy mayor para empezar?». ¡Para nada! Nunca es tarde para entrenar. «¿Hasta qué edad se puede entrenar para obtener beneficios?». Ésta es una pregunta muy habitual. Todos los estudios realizados al respecto muestran multitud de efectos positivos en la salud cuando se analiza el impacto de la actividad física en las personas mayores.

Además, es muy inspirador ver el ejemplo de casos particulares, como conocer a personas que siguen entrenando a una edad avanzada o incluso que empiezan con alguna actividad aunque no lo hubieran hecho antes. Y no sólo pueden hacerlo, ¡lo hacen muy bien! Disfrutan, logran una gran adherencia, practican con continuidad y hasta ganan medallas.

Y eso que la mejor competición es la de su salud... Evitan la habitual pérdida de masa muscular asociada a la edad, optimizan los parámetros cardiovasculares y respiratorios y, a pesar de los años (que es quizá lo que más sorprende), progresan en el rendimiento deportivo en rangos similares a gente que puede tener la mitad de años que ellos Y esto sucede tanto en veteranos como en personas que no estaban habituadas a hacer deporte y empiezan a entrenar a los sesenta o setenta años. Es posible y muy positivo.

Con frecuencia se ha atribuido esta plasticidad física a una aptitud innata excepcional que no puede ser más que el resultado de una dotación genética afortunada... Pero no es siempre así. Se sabe que también se da en personas normales que han sabido mantener su metabolismo en óptimas condiciones.

El declive físico ligado a la edad no es algo inmutable o inevitable. El hecho de que una persona mayor activa muestre cifras de composición corporal y función cardiovascular similares a las de una persona mucho más joven demuestra que el cuerpo humano es capaz de mantener un nivel de salud física más elevado durante más tiempo de lo que asumimos como normal, y la evidencia colectiva de los estudios muestra que el ejercicio regular es una poderosa herramienta para conseguirlo. Además, deja claro que hacer ejercicio físico a una edad avanzada mejora los niveles de energía y el estado de ánimo.

Hay inmensos beneficios de entrenar a una edad avanzada. ¡El ejercicio físico es una recomendación para toda la vida, sin fecha de caducidad!

Además de caminar y entrenar la fuerza para mejorar las rutas metabólicas, tenemos una gran capacidad de acción con lo que hacemos día a día. ¡Y casi sin darnos cuenta!

Cada día consumimos energía, es decir, activamos todas las palancas y botones de la maquinaria metabólica, por el mero hecho de vivir. Día a día, por y para existir, ejercitamos (más o menos) nuestras enzimas, mitocondrias, hormonas en un trabajo continuo de importancia capital. Sin la energía que se obtiene en estos procesos metabólicos no podríamos respirar, impulsar la sangre, controlar la temperatura, crecer, desarrollarnos, pensar, mandar impulsos nerviosos o contraer los músculos. Esto es un gasto calórico vital.

Dependiendo de la edad, la altura, el peso, la musculación, la presencia de alguna enfermedad, la temperatura del ambiente en que vivimos y la carga de estrés, existe una alta variabilidad entre unas personas y otras, de manera que este gasto diario puede oscilar de forma notable: se estima que entre unas mil y dos mil quinientas kilocalorías.

Desde la década de los ochenta se ha venido analizando qué repercusión puede tener este rasgo tan flexible de las personas en su estado de salud. Se ha constatado que esta «tasa metabólica basal» (así es como se denomina) afecta a la velocidad a la que una persona quema calorías y, con ello, al control de peso, es decir, si lo mantiene, lo pierde o lo gana.

En un mundo en que los problemas de rigidez metabólica y de exceso de peso tienen una repercusión tan importante en la salud y la longevidad, este hecho es muy relevante, y descubrir la tasa metabólica basal, de gran ayuda.

La tasa metabólica basal es la cantidad de energía que una persona necesita para mantener el funcionamiento del cuerpo en condiciones normales y cubrir sus funciones vitales. Quizá lo damos por hecho, pero esto requiere su combustible. El gasto calórico total de un día de nuestra vida es el resultado de sumar:

- El del ejercicio físico: supone entre un 12 y un 20 por ciento del total.

- El del consumo de alimentos: la energía que utilizamos para digerir, absorber y metabolizar lo que comemos y bebemos, que ronda el 10 por ciento.

- La tasa metabólica o metabolismo basal, que suma el gasto de todos los órganos: el hígado, un 27 por ciento; el cerebro, un 19 por ciento; los músculos, un 18 por ciento; los riñones, un 10 por ciento; el corazón, un 7 por ciento; y el resto de los órganos, un 19 por ciento.

La tasa metabólica basal es la energía que gastamos para llevar a cabo la respiración, la circulación sanguínea, el control de la temperatura corporal, la reparación celular, la función cerebral y nerviosa, la contracción muscular... Todo ello representa el 70 por ciento del gasto calórico global. Éste es el presupuesto energético que dedicamos a vivir.

Una repercusión muy importante de esta tasa metabólica es que afecta directamente a la velocidad con la que una persona quema calorías y, con ello, al funcionamiento de la maquinaria metabólica y el control de peso. Esto depende de numerosos factores individuales y, en gran medida, de lo que se conoce como NEAT, acrónimo de *Non-Exercise Activity*

Thermogenesis, que se puede simplificar en todo lo que nos movemos y no es ejercicio físico.

El NEAT es toda la actividad física que no se considera deporte, entrenamiento o ejercicio físico como tal, pero que genera un gasto calórico significativo. Esto engloba las acciones que realizamos en nuestra vida cotidiana que requieren un esfuerzo físico, es decir, todos los movimientos y gestos que nos mantienen activos. El NEAT suele ocupar un 22 por ciento de la tasa metabólica basal, pero en realidad es muy variable, ya que depende del estilo de vida de cada uno. ¡Puede llegar a suponer hasta un 40 por ciento del total!

Y aquí es donde encontramos una buena baza para nuestra jugada: ¡cada gesto cuenta! Por pequeño e insignificante que parezca, podemos elevar la tasa con muchas pequeñas gotitas cada día. Por ejemplo:

- Ir a trabajar andando.

- Llevar las bolsas de la compra.

- Empujar una silla de ruedas o el carrito del bebé.

- Acercarnos a dar un recado a un compañero del trabajo en lugar de llamarlo por teléfono.

- Usar las escaleras en vez de tomar el ascensor.

- Quedarnos de pie y no sentarnos.

- Sentarnos con una postura erguida en lugar de repantingarnos en el sofá.

- Asearnos, lavarnos, ducharnos, afeitarnos, maquillarnos, peinarnos, vestirnos…

- Todas las tareas de la casa: hacer la cama, cocinar, lavar, planchar, barrer, fregar…

Calcular el NEAT es muy complicado, pues depende de muchos y muy variados factores. ¿Cómo sumar todo lo que nos movemos cada uno?

Para hacernos una idea, podemos preguntarnos cómo es nuestra rutina diaria, cuánto tiempo estamos en marcha, cuánto pasamos sentados, qué hacemos mientras estamos de pie, cómo es nuestro lenguaje corporal, cómo son nuestros gestos… Cuanto menos movimiento nos venga a la cabeza, menos NEAT saldrá en la suma total y más nos interesará atender a esos detalles.

El NEAT es el gimnasio 24/7 de nuestro metabolismo: disponible todos los días a cualquier hora. Es de inestimable ayuda para mantener a tono el conjunto de moléculas y mitocondrias que participan en las cascadas metabólicas y permiten que vivamos nuestra mejor versión. Por eso, el consejo es que aprovechemos todas las oportunidades. ¡No infravaloremos nuestros actos! La salud está —literalmente— en nuestras manos.

EL ESTILO DE VIDA

Aparte de entrenar la flexibilidad metabólica con la dieta y el ejercicio físico, hay muchos elementos del día a día con los que podemos conseguirlo: mientras dormimos, cuando nos relajamos, en la naturaleza, si tomamos el sol, si nos sumergimos en agua helada o nos metemos en la sauna, por poner sólo unos ejemplos.

Nuestro estilo de vida también influye en la optimización del metabolismo, sobre todo si:

- Favorece el cambio de clavija de las dos vías principales de combustible.

- Neutraliza las toxinas derivadas del metabolismo que incrementan la concentración de radicales libres.

- Potencia la salud de la mitocondria.

Tenemos muchas posibilidades para ir creando poco a poco nuestro traje a medida, un tipo de vida único, personal, ajustado a nuestros gustos y necesidades en el que, además, podemos seguir influyendo con nuevas incorporaciones casi ilimitadas. ¡Hay un montón de posibilidades!

Con todos estos toquecitos vamos engrasando la máquina a diario, casi sin darnos cuenta, pero sintiendo el efecto beneficioso en diferentes aspectos físicos, mentales y emocionales, e incluso una gustosa sensación (¡muy positiva!) de estar llevando las riendas de nuestra vida.

El sueño

Dormir poco engorda y desequilibra el metabolismo. Muchas personas sienten que, cuando duermen mal, tienen más hambre, antojos de caprichos y dificultad para perder peso. Detrás de este problema, hay todo un cambio bioquímico asociado al desequilibrio de algunas hormonas, como la grelina, la leptina, la adiponectina y el cortisol, entre otras.

Cuando dormimos poco (o mal), se distorsionan las señales enviadas por estas hormonas. Esto hace que:

- Queramos comer más.

- Elijamos alimentos desfavorables: tenemos ganas de harinas refinadas, azúcares y grasas hidrogenadas de la bollería industrial (que, por cierto, agravan la alteración hormonal, iniciando un círculo vicioso difícil de cortar).

- No metabolicemos bien la grasa de reserva, que puede ser fuente de citoquinas proinflamatorias (como ocurre sobre todo con la grasa abdominal).

- Elevemos la glucemia por un doble mecanismo: la ingesta de alimentos de alto índice glucémico y la mala gestión de los niveles de glucosa en la sangre causada por la alteración hormonal.

Las hormonas del hambre se ven muy afectadas por los patrones de sueño, y la mejor manera de regular sus niveles es, además de seguir una dieta saludable, dormir bien. No hay un medicamento o suplemento que mejore por sí mismo los niveles y la función de la grelina, la leptina, la adiponectina y el cortisol. Comer bien y dormir bien, sí.

Otro mecanismo importante que explica el impacto negativo de los problemas del sueño en la optimización del metabolismo está relacionado con el exceso de residuos metabólicos. Durante el sueño, nos deshacemos de los metabolitos de desecho, reciclamos células que ya no funcionan correctamente, renovamos las mitocondrias y reajustamos las hormonas o los neurotransmisores que sirven de vía de comunicación a todo el organismo... Es como sacar la basura por la noche. Si falla este hábito de limpieza, vamos juntando restos y se va estropeando el sistema.

Tener un sueño adecuado influye incluso en nuestros genes, y no dormir bien altera la función de cientos de ellos implicados en el control del estrés, la inflamación y el metabolismo. Necesitamos dormir bien para mejorar la respuesta a la insulina y la reparación celular.

Por eso dormir poco (o mal) anquilosa la maquinaria de funcionamiento interno y repercute en muchos aspectos: tenemos menos energía, nos sentimos más débiles, pensamos con poca claridad, somos menos creativos e incluso nos sentimos más tristes o de peor humor. Necesitamos un sueño de buena calidad para optimizar el metabolismo y potenciar la salud física, mental y emocional. Para ello contamos con un gran regulador natural al que podemos ayudar con nuestro estilo de vida: la melatonina.

La melatonina es una hormona liberada en una parte del cerebro (la glándula pineal) que organiza los ciclos de sueño y vigilia según un ritmo circadiano de veinticuatro horas. La melatonina baja por la mañana y va aumentando a lo largo del día hasta alcanzar los niveles más altos por la tarde-noche.

De la mano de este baile de la melatonina, nos programamos para encendernos al amanecer y apagarnos el atardecer:

- El rango de luz azul propio del amanecer inhibe la producción de melatonina por parte de la glándula pineal: los niveles bajos de melatonina nos ponen en modo *on* y así nos activamos para arrancar la jornada.

- La luz roja del atardecer, por el contrario, activa la producción de melatonina: los niveles altos de la hormona nos ponen en modo *off* y vamos bajando el ritmo para ir preparándonos para un sueño profundo y reparador.

Todo aquello que imposibilite la producción de melatonina o la corte de alguna manera durante la noche, impedirá que durmamos bien.

Nos interesa acostarnos y levantarnos más o menos a la misma hora cada día, ya que esto ayuda al organismo a mejorar su función de reloj biológico y a optimizar el ritmo de la melatonina. Contemplemos el atardecer siempre que podamos y expongámonos a la luz natural en las primeras horas del día, incluso miremos con cuidado el sol matutino.

Además de influir en la calidad del sueño, la melatonina es un poderoso antioxidante que nos ayuda a neutralizar el exceso de radicales libres de las cascadas metabólicas. Con este fin, podemos favorecer la elevación de sus niveles con nuestro estilo de vida:

- Exponiéndonos al sol.

- Evitando las pantallas y otros dispositivos que emitan luz azul en las últimas horas del día (la luz azul sólo tiene sentido para nuestro cuerpo durante las primeras horas).

- Haciendo pequeñas paradas durante el día para descansar, como la siesta o el descanso profundo llamado «*Non Sleep Deep Rest*» (NSDR).

- Con un sueño nocturno de calidad.

¿Cómo lo conseguimos?

Lo primero que necesitamos es **buena organización**. Se ha constatado que son necesarias como mínimo siete horas de descanso para mantener los niveles hormonales dentro del rango de la normalidad y potenciar la salud. Así que el primer paso para mejorar la calidad del sueño es reservar el número de horas de descanso necesarias. Pueden ser siete o más, dependiendo de la naturaleza y la condición de cada uno. ¡Que no nos falten las horas!

Segundo, necesitamos **una rutina**. Hacer siempre lo mismo cuando nos vamos a ir a la cama se convierte en un ritual para que el cuerpo entienda que ya estamos preparados para descansar. Puede ser lavarse los dientes, darse una ducha o un baño caliente, tomarse una infusión, dedicar un rato a la lectura, escuchar música suave…, cualquier cosa que nos guste y nos sirva para ir entrando en ese estado de calma que anticipa el sueño. También es importante contar con una rutina matinal. ¡Sí, el descanso nocturno reparador se prepara desde las primeras horas! Mirar el sol del amanecer y exponernos a la luz natural en los primeros momentos del día nos dispone para dormir mejor por la noche: el reloj biológico se programa para estar activo las horas correspondientes y, cuando éstas se están cumpliendo, empezamos a sentirnos somnolientos, lo que va bajando el ritmo metabólico de manera natural.

Tercero, debemos **cuidar la cena**. Qué cenamos y en qué momento lo hacemos son dos de las variables que más inciden en la calidad del sueño, y un sueño reparador es esencial para conservar la buena salud metabólica. A la vez, qué y cuándo cenamos influye en la flexibilidad metabólica a través de la salud de nuestras mitocondrias. Una cena copiosa justo antes de irnos a dormir es una muy mala idea para nuestras mitocondrias, pues las sobrecarga de radicales libres.

Si queremos favorecer la salud mitocondrial, debemos adelantar el horario y tomar una cena ligera. Lo ideal es que cenemos dos o tres horas antes de irnos a dormir. De esta manera, habremos digerido los alimentos cuando nos vayamos a la cama y evitaremos la sobrecarga lesiva de radicales libres sobre las mitocondrias. En la cena, conviene incluir alimentos ricos en triptófano, pues han demostrado tener un sutil efecto inductor del sueño: calabaza, pavo, pollo, huevos y frutos secos (sobre todo las almendras). También son de ayuda los alimentos ricos en ácidos grasos esenciales omega 3, como las algas o el pescado azul. ¡Y que todo esté cocinado! Mejor evitar las ensaladas y las macedonias de fruta por la noche.

Existen alimentos y ciertas sustancias que nos desvelan y, en la medida de lo posible, debemos evitarlos en la cena:

- Los **procesados**, por su contenido en carbohidratos de rápida absorción, y en saborizantes y colorantes, que actúan como estimulantes.

- El **café** (excepto para los metabolizadores rápidos de la cafeína, claro).

- El **alcohol**. Aunque en un primer momento nos adormece y se podría considerar sedante, el alcohol tiene una gran capacidad para interrumpir el sueño. Por un lado, aumenta la producción de adrenalina (excitante) y reduce la de serotonina (relajante) y, por otro, las enzimas que utilizamos para metabolizar el alcohol en el hígado tienen efectos estimulantes.

Cuarto, debemos crear una **atmósfera adecuada**. El cuerpo necesita el silencio y la oscuridad para regular correctamente sus niveles hormonales nocturnos. La glándula pineal es sensible a la luz, la energía y la temperatura. De ese modo, las condiciones de oscuridad, los campos electromagnéticos y la temperatura del dormitorio pueden favorecer o dificultar el sueño. Si alguno de estos elementos afecta a la glándula pineal y le impide segregar la cantidad adecuada de melatonina, tendremos insomnio o un sueño no reparador.

La luz en general, y en particular la luz azul emitida por los dispositivos electrónicos, suprime la secreción nocturna de melatonina, encargada de asegurar un sueño de calidad, con la consiguiente reducción de la cantidad y la calidad del sueño. Se ha observado que incluso pequeñas cantidades de luz (como el brillo del radiodespertador o del cargador del móvil) pueden interrumpir la secreción de melatonina y, con ello, el sueño.

Por eso es tan importante que en las últimas horas del día evitemos la exposición a la luz azul de las pantallas (la televisión o el ordenador, por ejemplo) o de las luces de la calle, la oficina, el hospital, el centro comercial, el palacio de congresos... Otra opción sería protegernos con gafas bloqueadoras de la luz azul (*blue blockers*).

Por otro lado, debemos cuidar la iluminación de la casa: pasar de las luces altas, frías y potentes del día a lamparitas bajas, cálidas y suaves por la tarde. En el dormitorio, podemos tener una luz tenue en tonos cálidos (vainilla, melocotón, naranja o roja) por si la necesitamos en mitad de la noche o cuando vayamos a acostarnos. Este tipo de luz ayuda a inducir la secreción de melatonina.

El resto de la noche, el dormitorio debe permanecer oscuro, silencioso y fresco, en torno a 20 °C. Para las personas frioleras, puede ser útil usar un saco de semillas, unos calcetines calientes o una bolsa de agua, pues de lo contrario el frío les impedirá conciliar el sueño.

Por último, conviene apagar todos los dispositivos electrónicos que están en el dormitorio —móvil, ordenador, tablet, teléfono inalámbrico, módem, televisión, pequeños electrodomésticos— y también los que se encuentran en habitaciones contiguas. Así evitamos la perturbación que generan las ondas electromagnéticas sobre la glándula pineal.

Quinto, cuidado con la **decoración del dormitorio**, ya que los elementos que nos rodean pueden afectar a nuestro reloj biológico. Un claro ejemplo de ello (que muchas personas han experimentado alguna vez) es el efecto de la disposición de la cama.

Los estudios de geobiología han constatado la asociación entre la presencia de interferencias naturales o artificiales (como corrientes de aire, cursos de agua subterránea o exposición a campos electromagnéticos) y los problemas de sueño (insomnio y sueño no reparador). Si la persona que duerme en esa habitación está sufriendo algún problema, conviene mover la cama para salir de ese foco. Además, se sabe que la mejor ubicación de la cama asociada con un sueño más profundo y reparador es la orientación norte-sur, apoyando el cabecero en la pared con vistas a la puerta. Además de influir en el reloj biológico, parece que esta disposición nos hace sentir más seguros y así evitamos una causa frecuente de insomnio: el miedo.

Necesitamos que el dormitorio sea un espacio tranquilo y podemos potenciar este efecto si lo decoramos con materiales naturales y en colores cálidos suaves. Es preferible evitar las fibras sintéticas en el colchón y la ropa de cama, ya que impiden la correcta transpiración y generan electricidad estática con los movimientos. En el colchón y la estructura de la cama, es mejor no usar soportes metálicos, pues conducen y amplifican los posibles campos eléctricos existentes.

También ayuda a tener un sueño más profundo y reparador el hecho de mantener el dormitorio ordenado, ventilado y limpio, sin objetos innecesarios, sobre todo esos que podemos almacenar debajo de la cama, de los que atrapan suciedad y dificultan la adecuada circulación del aire. Así evitamos la acumulación de polvo, hongos y ácaros.

Añadamos también un ligero olor a lavanda: se ha demostrado que su esencia tiene efectos relajantes y mejora el sueño en distintos sectores de la población. Se puede emplear, por ejemplo, una loción corporal con esencia de lavanda o frotar unas gotitas en la almohada.

Sexto, debemos contar con un botón imaginario con el que **hacer** *off* **en el ruido mental** y apagar todos esos pensamientos reiterativos que nos desvelan y suelen causar problemas de sueño.

Para eso podemos incorporar a nuestra rutina vespertina algún tipo de ejercicio de respiración, relajación o meditación, y crear un espacio de silencio interior que, además de permitirnos entrar en contacto con nosotros mismos y reducir la carga de estrés, favorece el sueño cuando nos vamos a dormir.

Un ejercicio sencillo que sólo nos robará unos minutos y nos puede aportar grandes beneficios es reservar un momento, ya en la cama, para dar las gracias mentalmente por lo vivido en las últimas horas. Hacer un repaso del día, elegir tres motivos por los que sentimos agradecimiento y transmitírnoslo nos calma, nos alinea y nos conecta con una gustosa sensación de felicidad.

El estrés

La gestión del estrés es otro aspecto fundamental para la optimización del metabolismo. En concreto, por el efecto que tiene sobre la salud de las mitocondrias. El estrés mantenido provoca una sobrecarga de radicales libres en el organismo que acaban saturando las rutas metabólicas y dañando las mitocondrias y, con ello, toda la salud. Además, el estrés altera el equilibrio de las hormonas implicadas en el control del metabolismo.

Cuando vivimos una situación de estrés, el cerebro activa el sistema nervioso autónomo y el sistema endocrino (encargado de la producción hormonal) para elaborar la respuesta más adecuada. Este sistema nos permitirá salvar la vida: por ejemplo, en una situación de peligro, la activación del sistema nervioso estimula la liberación de adrenalina, y esta hormona hace aumentar la frecuencia cardiaca y el flujo de sangre a los músculos, de manera que nos prepara para atacar o echar a correr y huir. A nivel metabólico, la adrenalina activa la descomposición del glucógeno almacenado en sus unidades de glucosa. Así, las células pueden disponer de combustible utilizable.

En situaciones de estrés también se libera otra hormona, el cortisol, que contribuye a la elevación de los niveles de glucosa en la sangre, en este caso bloqueando su utilización por parte de células de los órganos secundarios en un momento de emergencia y reservándola para aquellos tejidos y órganos implicados en la respuesta de ataque o huida.

Para eso el cortisol alto favorece la liberación de insulina, y la elevación de los niveles de insulina en la sangre facilitan el paso de la glucosa a las células que deben emplearla para obtener energía en esos momentos vitales. El resultado final es:

- Más insulina en la sangre.

- Más glucosa en la sangre, disponible para las células que necesitan energía inmediata.

- En un primer momento, menos utilización de la grasa de reserva. Si el estrés se mantiene, el cortisol elevado moviliza también los ácidos grasos del tejido adiposo y así aumenta la concentración de grasas libres en la sangre, lo que favorece su uso con fines energéticos.

El objetivo es alejarnos de esa situación de peligro moviendo las clavijas y palancas que sean necesarias. Como respuesta a las señales del centro de control cerebral, las glándulas suprarrenales segregan las hormonas del estrés (adrenalina y cortisol), que además de ayudar a regular los niveles de glucosa en la sangre, controlan la inflamación y permiten que el organismo se adapte al estrés para sobrevivir.

En un momento dado, esta respuesta permite anular funciones corporales no imprescindibles a corto plazo para la supervivencia, como la función digestiva, la defensa del sistema inmunitario y el estado de salud global, y dar prioridad a las funciones imprescindibles para la supervivencia (atacar o huir). A largo plazo, acaba agotando el sistema. La liberación crónica de cortisol da como resultado la reducción de los depósitos de muchos de los nutrientes necesarios para nuestro correcto funcionamiento. Por ejemplo:

- Extrae aminoácidos de los músculos para obtener más glucosa.

- Inhibe la actividad de la vitamina D, que participa en muchas funciones vitales.

- Afecta a la normal producción de hormonas tiroideas, implicadas en la regulación del metabolismo.

- Reduce la capacidad depurativa del hígado.

El cortisol daña los tejidos corporales y dirige el metabolismo hacia una fase de consumo (catabolismo), sacrificando la capacidad de formación y regeneración celular (anabolismo). Como consecuencia, la presencia prolongada de niveles altos de cortisol puede causar múltiples problemas, como obesidad con depósito de la grasa principalmente a nivel abdominal, pérdida de masa muscular, falta de apetito, fatiga, alteración de los procesos cognitivos, desórdenes del humor y de la memoria, y trastornos del sueño.

Ante una situación estresante, lo mejor sería que pasáramos página con rapidez: dejar atrás los problemas, hablar lo menos posible de lo malo que haya sucedido y enfocarnos en actividades que nos gusten. En definitiva, dejarlo ir y liberarnos del estrés.

Pero no siempre es posible. Tal vez estamos lidiando con una dificultad que se prolonga en el tiempo —un trabajo muy exigente, problemas con la pareja, la enfermedad de una persona querida— o quizá no somos capaces de sacárnoslo de la cabeza.

El hábito de pensar repetidamente en una situación de estrés pasada nos hace revivirla constantemente y acaba perjudicando a nuestra salud. Con nuestra tendencia a rumiar momentos angustiosos, los humanos repasamos mentalmente el susto que nos hemos dado, que hemos estado a punto de morir, lo rápido que hemos tenido que correr…, y se lo contamos a todo el mundo para librarnos de nuestra angustia. Pero al final lo único que conseguimos es desencadenar una y otra vez la misma respuesta interna frente al estrés, aunque el factor desencadenante inicial externo haya desaparecido. Cada vez que volvemos a ello, al cerebro le parece real.

Caer en esto nos perjudica muchísimo, ya que activa y activa y activa el sistema nervioso autónomo y el eje endocrino hasta desequilibrarlos, bloquea la secreción adecuada de hormonas, debilita el sistema inmunitario y favorece la aparición de muchas enfermedades.

Con el tiempo, puede llevarnos al agotamiento por activación crónica de la respuesta del estrés y desequilibrio de los niveles sanguíneos de hormonas. El cuerpo trabajará duro para sostener la producción de cortisol a costa de sacrificar la producción de otras hormonas (como la progesterona, la dehidroepiandrosterona —DHEA, también conocida como la hormona de la juventud— o la testosterona), llegando finalmente al agotamiento de las glándulas suprarrenales. Y esto repercute en la salud a todos los niveles: físico, mental y emocional.

Las personas con agotamiento suprarrenal muestran presión arterial baja y niveles bajos de glucosa en la sangre, mareos al ponerse de pie, una apetencia especial por los alimentos salados, cambios del ritmo intestinal (con alternancia entre estreñimiento y diarrea) y, en las mujeres, un síndrome premenstrual muy sintomático.

Además, sienten un profundo cansancio y una gran falta de energía, les cuesta levantarse por las mañanas, necesitan hacer un esfuerzo mayúsculo para realizar las tareas cotidianas, notan una bajada clara del deseo sexual, menor capacidad para disfrutar de las cosas bonitas de la vida, neblina mental, falta de concentración, disminución de la capacidad para tomar decisiones o manejar situaciones estresantes, reducción de la productividad, falta de memoria... En definitiva, perciben un pobre estado de salud general. El agotamiento suprarrenal es una muestra clara de la capacidad que tiene el estrés para socavar la salud global.

Aunque no lleguemos a este extremo tan grave, debemos protegernos del estrés. En primer lugar, podemos hacerlo con la alimentación: seguir una dieta libre de procesados, rica en alimentos naturales y de producción ecológica, variada y que promueva la eliminación de radicales libre y el funcionamiento del sistema endocrino:

- **Verduras, especialmente de raíz:** zanahoria, cebolla, cebolleta, puerro, etc.

- **Algas.**

- **Cereales:** arroz (preferiblemente integral y basmati), espelta y centeno.

- **Fuentes de proteína:** legumbres (lentejas y alubias), pescado blanco y azul, carne y huevos en cantidades moderadas.

- **Fuentes de grasa:** AOVE, aceite de coco, frutos secos (nueces, avellanas, almendras), semillas (girasol, calabaza, lino, sésamo) y aguacate.

Es mejor cocinar los alimentos en forma de guiso, puré, crema o sopa, a fuego lento y con una pizca de sal marina sin refinar.

¡Y comer despacio! Con calma, con atención, deleitándonos en cada bocado. Es una manera muy eficaz de activar la rama parasimpática del sistema nervioso vegetativo y bajar el volumen de la rama simpática, tan excitada por el estrés.

También podemos incluir hábitos de vida que favorezcan la reducción del estrés, como la respiración o diversas técnicas de relajación. Miles de estudios científicos demuestran los beneficios de la relajación en numerosas enfermedades: ansiedad, depresión, dolor corporal, cefaleas, síndrome premenstrual, hipertensión arterial, enfermedad cardiovascular, asma, enfermedad intestinal, enfermedades autoinmunes y enfermedades cutáneas. Si calmamos la mente, podemos frenar la cascada de reacciones internas del estrés que desembocan en una u otra enfermedad.

Nuestros pensamientos estresantes cotidianos —preocupaciones, obsesiones, miedos, discusiones, enfados, frustraciones, etc.— pueden desencadenar cambios fisiológicos que nos lleven a enfermar. Mantener la mente enfocada permite controlar esos pensamientos y crear un silencio mental básico para el mantenimiento o la recuperación de la salud global.

Existen distintas técnicas de relajación con efectos positivos en estos casos, desde los ejercicios de respiración hasta las terapias de movimiento, pasando por la oración, la meditación o la visualización. Incluso una afición como pintar, tejer o cuidar el jardín puede ser de gran ayuda. Lo más importante es que cada persona elija la técnica con la que se sienta más cómoda según su forma de ser y sus creencias personales, y que la practique con regularidad.

Cuando nos relajamos centrados en la respiración —al meditar, al rezar, al practicar yoga, taichí o *qi gong*, al visualizar imágenes que crean un estado interno de paz, al tejer, pintar o podar los rosales del jardín—, estamos enfocando la mente en algo distinto y la liberamos de los pensamientos que nos causan estrés. Así conseguimos reducir la liberación de adrenalina y cortisol y, además de percibir una deliciosa sensación de bienestar, ayudamos al cuerpo a curarse a todos los niveles.

Una de estas prácticas con efectos muy positivos en la salud es la llamada «coherencia cardiaca», una especie de sistema de *bio-hacking* seguro, económico y fácil de usar que llevamos todos de serie.

La coherencia cardiaca es una herramienta muy útil para mejorar la salud a todos los niveles —físico, mental y emocional—, e incluso la de nuestro entorno inmediato. Con sólo unos minutos de práctica al día obtenemos beneficios en todos los aspectos de la salud y el bienestar.

A lo largo de la historia, las distintas culturas y tradiciones han vinculado el corazón con la sabiduría y el desarrollo personal, emocional y espiritual: «Escucha al corazón», «Lo digo de corazón», «Me dio un vuelco el corazón», «Ve donde el corazón te lleve»… Ahora sabemos que no es sólo una forma de hablar. La investigación actual muestra que hablar del poder del corazón es más que algo metafórico y arroja una evidencia científica acerca de cómo el corazón influye en aspectos fundamentales de la vida. Las emociones positivas vividas desde el corazón mejoran la atención, el comportamiento, la estabilidad emocional y numerosas enfermedades.

Ensayos clínicos sobre la coherencia cardiaca han demostrado que contribuye a reducir la hipertensión arterial, las arritmias cardiacas, el síndrome de déficit de atención en los niños, el dolor corporal o las cefaleas. Además, ayuda a mejorar la variabilidad cardiaca (que refleja la salud del sistema nervioso parasimpático), la calidad del sueño, el nivel de energía global, el desarrollo cognitivo de los niños, la diabetes tipo 2, el estrés o el síndrome de estrés postraumático, e incluso el estado de salud de un colegio, una familia o una organización por la suma de los efectos positivos que tiene en las personas del grupo. La coherencia cardiaca es una de las herramientas de salud global más poderosas que existen. ¡Y está al alcance de todos!

La coherencia cardiaca o coherencia neurocardiovascular se puede definir como el estado de armonía existente entre el corazón y el cerebro, o entre el sistema cardiovascular y el sistema nervioso central, para ser más precisos. Ambos sistemas están conectados en un circuito nervioso y endocrino de entrada y salida.

A diferencia de la idea generalizada de que el cerebro dirige la actividad del corazón, así como del resto de los órganos del cuerpo, hoy sabemos que el corazón ocupa un lugar central como director de orquesta en el cuerpo. El corazón emite señales electromagnéticas y produce hormonas que influyen en el sistema nervioso y, desde ahí, repercuten en el funcionamiento general del organismo.

En concreto, el corazón libera dos hormonas con un potente efecto positivo:

- **Atriopeptina** (o péptido atrial natriurético), implicada en el control del equilibrio del agua y los minerales, con capacidad para inhibir la producción de hormonas del estrés.

- **Oxitocina**, «la hormona del amor», involucrada en los sentimientos de conexión y generosidad y en el establecimiento de relaciones de confianza y fidelidad.

El corazón tiene también una importante actividad eléctrica. De hecho, es el órgano del cuerpo que produce mayor cantidad de electricidad, con una potencia cinco mil veces superior a la del cerebro. El campo electromagnético generado por el corazón es un gran imán que nos envuelve con un alcance de entre dos y tres metros.

Cuando sentimos enfado, frustración o rabia, las señales eléctricas del corazón son caóticas. Con amor, compasión o gratitud, las ondas del corazón son estables y ordenadas, y esto se transmite tanto al cerebro como al resto del organismo.

Según los neurobiólogos, si reducimos el estrés y favorecemos la coherencia entre corazón y cerebro, vivimos con mayor salud y equilibrio. Por ese efecto contagio del campo electromagnético del corazón, emitimos serenidad y calma a las personas con las que nos relacionamos.

Con la práctica diaria podemos inducir un estado de mayor coherencia cardiaca y manejar con éxito situaciones de estrés o dificultad, cuidando de nuestra salud a todos los niveles y creando un estado favorable en nuestro entorno.

Existen aplicaciones y dispositivos electrónicos sencillos que pueden ayudarnos, y también ejercicios fáciles que podemos practicar a diario que no requieren ninguna inversión. ¡Sólo un rato de nuestro tiempo!

Se trata de prestar atención a la respiración y la sensación corporal del latido cardiaco. Después, sumar la emoción, rememorando algún momento especialmente agradable: una situación divertida o feliz, amorosa, pacífica, gratificante En el siguiente paso, aunamos los tres elementos y, en cada respiración y latido cardiaco, enviamos ese sentimiento al cuerpo y dejamos que lo impregne todo de la emoción que nos hacía sentir bien. Sólo hacen falta quince minutos al día o treinta, si lo practicamos por la mañana y por la tarde. Crea una gran diferencia, pues alivia la tensión de todo el sistema. En estos tiempos tan estresantes, es algo de vital importancia, ¿no?

A la vez, necesitamos aligerar la carga de estrés: aprender a decir «No», evitar sobrecargarnos de tareas, tener clara la diferencia entre lo importante y lo urgente... ¡No podemos seguir así! Necesitamos respetar lo que somos y proteger nuestra salud.

Y si algo somos y algo nos cura (¡y además reduce el estrés!) es estar en la naturaleza.

El poder de la naturaleza

¡Acércate a ella o acércala a ti!

Estar en la naturaleza reduce la sensación de ansiedad, nos calma y nos cura. Se ha observado que las personas que residen en áreas naturales viven más, tienen más salud (sobre todo a nivel cardiovascular) y refieren una mayor sensación de bienestar y calidad de vida que quienes viven en las ciudades. Quizá porque es nuestra casa primigenia, el hogar donde vivimos y nos desarrollamos hace millones de años, y seguimos conectados a ella en nuestro diseño interno.

Estar en la naturaleza reduce la ansiedad y la presión arterial, regula el ritmo cardiaco y estimula la creatividad. ¡Más aún! El mero hecho de ver imágenes de paisajes naturales o escuchar u oler lo que encontramos en la naturaleza ejerce un efecto positivo.

Cuando estamos en contacto con la naturaleza, bajan en la sangre los niveles de cortisol, la hormona del estrés, con el impacto que esto tiene en la producción de insulina, la gestión de la glucosa y la grasa en las distintas rutas metabólicas y la activación simpática del eje cerebro-suprarrenales.

Necesitamos pasar tiempo en la naturaleza. Si no podemos vivir en una cabaña en el monte, perdidos en el bosque o cerca del mar, podemos escaparnos a lugares así cuando tengamos ocasión, o bien reservar tiempo cada día para pasear por un parque urbano, una calle arbolada, una placita llena de flores en los balcones

Otra opción es traer la naturaleza a nosotros, a nuestro hogar, en forma de un pequeño jardín, un huerto, macetas en las ventanas, plantas de interior, un póster, un cuadro, unas bonitas fotografías, el salvapantallas del ordenador... Ver la naturaleza y estar en ella nos cuida.

Otro motivo es que así nos alejamos de los tóxicos perjudiciales. Vivimos expuestos a la contaminación acústica, lumínica, física (de radiaciones y corrientes electromagnéticas) y química (procedente de alimentos y productos de uso cotidiano). Tenemos sensores para todo ello: eléctricos, térmicos, químicos y electromagnéticos, por los que percibimos todos esos estímulos, aunque no nos demos cuenta.

Hoy en día, debido a nuestro estilo de vida, la contaminación y el uso de materiales, esta exposición tóxica continua está magnificada. Además, pasamos el 90 por ciento del tiempo en el interior de edificios, expuestos a todos esos contaminantes: hogar, oficina, guardería, colegio, centro médico, gimnasio...

Por eso desarrollamos enfermedades directamente relacionadas con esta exposición tóxica (fatiga, estrés, falta de concentración, enfermedad cardiovascular), además de nuevas enfermedades como la sensibilidad química múltiple, la electrosensibilidad o el síndrome del edificio enfermo (más bien es el edificio el que nos enferma).

Hemos pasado de los árboles y las praderas a meternos en espacios cargados de toxinas de los materiales que empleamos para construir, decorar y limpiar. La casa (y la oficina, el colegio, el gimnasio, etc.) es nuestra segunda piel. Nos cuida, nos protege y permite el intercambio con el mundo exterior, y también nos puede dañar. Para obtener lo mejor, necesitamos cuidar esta coraza.

¿Qué podemos hacer? Tanto en casa como en el espacio de trabajo, podemos:

- **Elegir materiales naturales para los muebles y la decoración.** Sobre todo, en el dormitorio y el despacho (donde pasamos más tiempo).

- **Tener plantas.** Aparte del efecto antiestrés (dan paz mental al reducir los niveles de cortisol), las plantas son poderosas aliadas para limpiar los espacios cerrados: absorben la electricidad estática y los llamados «disruptores endocrinos» (productos químicos que alteran el funcionamiento de las hormonas), además de que amortiguan el ruido.

- **Ventilar.** Abrir puertas y ventanas para que salgan los disruptores endocrinos. Esto es muy importante por la mañana y al volver de un viaje, cuando la casa ha estado cerrada un tiempo. Es fundamental en las zonas bajas, los sótanos y los baños.

- **Aspirar.** Eliminar el polvo y reducir la cantidad de disruptores endocrinos del ambiente.

- **Apagar y desenchufar los dispositivos electrónicos cuando no los usamos y, sobre todo, en el dormitorio.** Así reducimos las radiaciones electromagnéticas.

- **Tener cuidado en el coche.** Conviene bajar las ventanillas al arrancar y no poner el aire acondicionado hasta haber rodado unos minutos, especialmente en verano. El formaldehído de los componentes del salpicadero se concentra en los sistemas de ventilación y, más aún, por acción del sol y el calor.

Y, por supuesto, salir a la naturaleza, alejarse de la contaminación de la ciudad y respirar aire puro.

En la polución encontramos algunas de las toxinas más perjudiciales que existen: los metales pesados. Por nuestro estilo de vida actual, lo más habitual es que estemos expuestos a pequeñas dosis de metales pesados de forma continua durante mucho tiempo, y que el daño sobre la salud física, mental o emocional pase desapercibido hasta que cause estragos. Pero esto no es nuevo.

La exposición continua al plomo, al mercurio, al cadmio y a otros metales pesados en la Antigüedad ya representaba uno de los primeros riesgos ambientales descritos en la historia de la humanidad. Luego, avanzando en la línea del tiempo, los hemos incorporado en materiales de construcción, obras de arte, pigmentos textiles, manjares de las clases pudientes y comida enlatada para los humildes. Así, el impacto de los metales pesados en la salud ha llegado hasta nuestros días. En las últimas décadas, asociado al estilo de vida y la manera de alimentarnos, el problema de los metales pesados se ha disparado: están en el aire, en la comida, en la bebida y en productos de uso frecuente.

No hay una definición clara de los metales pesados. Se han clasificado según su densidad, peso atómico o propiedades químicas específicas, pero forman parte de un grupo heterogéneo de elementos químicos, por lo que no es fácil definir qué son.

Están presentes en la comida, el agua, el aire, algunos medicamentos, las amalgamas dentales y numerosos productos de uso frecuente. Nos hacen la vida más fácil, pero deberíamos evitarlos por todos los medios, pues tienen un impacto muy nocivo en la salud y el bienestar.

¿Por qué son tan peligrosos?

El problema es que causan un gran daño a la salud y al bienestar, y en muchas ocasiones pasan desapercibidos. Por eso es muy importante conocerlo y saber qué podemos hacer para evitar o corregir el problema.

Con el cambio en el estilo de vida y los sistemas de producción alimentaria, la exposición a metales pesados se ha disparado en las últimas décadas. Cada día, cientos de productos que contienen metales pesados entran en contacto con nuestro organismo y nos roban un poco de salud.

Esto es evidente cuando nos exponemos a grandes dosis de alguno de estos metales pesados, por ejemplo, por nuestro trabajo o en casos de accidente laboral. Entonces se produce una toxicidad inmediata que requiere tratamiento urgente.

Sin embargo, esto es excepcional. Lo habitual es que estemos expuestos a pequeñas dosis de metales pesados de forma cotidiana durante mucho tiempo, y el daño sobre la salud física, mental o emocional pase desapercibido hasta que provoque un problema grave.

Los metales pesados son de las toxinas más perjudiciales que existen hoy en día. Tienen especial afinidad por las grasas y por eso se acumulan con frecuencia en el tejido adiposo, el cerebro y la médula ósea, ricos en grasa. Pero también pueden hacerlo en otros tejidos, como los pulmones, el intestino, la tiroides, el páncreas, los riñones, los ovarios, las articulaciones, los músculos, el hígado o los vasos sanguíneos.

Allí, el mercurio, el aluminio, el plomo y el resto de los metales pesados provocan:

- Daño oxidativo por exceso de radicales libres.

- Agotamiento de minerales y vitaminas.

- Alteración del funcionamiento celular.

- Daño mitocondrial: esto explica la frecuente falta de energía, fatiga, dificultad para pensar con claridad, etc., que experimentan quienes sufren una intoxicación por metales pesados.

- Inflamación crónica.

- Alteración del ADN, es decir, daño del material genético celular, el mecanismo por el que los metales pesados pueden favorecer el desarrollo de algunos tipos de cáncer.

Todo esto se traduce en un amplio abanico de problemas de salud a todos los niveles: pérdida de memoria, niebla mental, cansancio, cambios de humor, ansiedad, depresión, insomnio, alteraciones neurológicas (autismo, esquizofrenia, esclerosis múltiple, deterioro cognitivo, enfermedad de Alzheimer y de Parkinson, déficit de atención, hiperactividad), visión borrosa, ganancia de peso, dolor articular, intestino irritable, reflujo gastroesofágico, disbiosis intestinal, anemia, dermatosis, inmunodepresión, daño renal, déficit de testosterona, esterilidad, enfermedad cardiovascular y aumento del riesgo de cáncer (en concreto, de colon y mama).

Salir del ambiente contaminado de la ciudad para ir a la naturaleza nos ayuda a reducir la exposición a los metales pesados y, en parte, a aligerar la carga. Respiramos aire puro, y en esos deliciosos baños de bosque no sólo absorbemos su atmósfera en un sentido metafórico.

Los aromas que percibimos resultan de la presencia en las plantas de partículas volátiles —terpenos: pineno, limoneno, eucaliptol, etc.— que ejercen en nosotros efectos antioxidantes. Esas notas olfativas del pino, el ciprés, el eucalipto, el tomillo, el romero, la jara nos limpian, nos cuidan y nos fortalecen.

La importancia del sol

Además del aire, en la naturaleza nos da el sol. Y el sol nos sienta bien. Muchos procesos biológicos importantes se producen como consecuencia del contacto directo con el sol. En parte, los beneficios de la exposición al sol se deben a la elevación de los niveles de vitamina D.

La radiación ultravioleta sobre la piel pone en marcha la conversión de la vitamina D a su forma activa, y esto es fundamental para nuestra salud. Con su impacto sobre alrededor de mil genes y cientos de reacciones químicas, se considera la hormona más poderosa del cuerpo. Aunque clásicamente sólo se ha asociado con la salud de los huesos, sus efectos van mucho más allá. Tenemos receptores para la vitamina D en los huesos, el intestino, los riñones, la próstata, las mamas, las células sanguíneas, el corazón y el cerebro. Así, produce múltiples efectos.

Los niveles bajos de vitamina D se relacionan con muchos problemas de salud: somnolencia, aletargamiento, falta de energía, obesidad (porque altera los niveles de leptina), mayor sensibilidad al dolor, peor salud cardiovascular (en concreto, hipertensión arterial y alteraciones del ritmo cardiaco), debilidad muscular, menor resistencia al ejercicio físico y tendencia a las fracturas.

La vitamina D ayuda a controlar la inflamación y eleva la producción de antioxidantes, como el glutatión (el antioxidante maestro), que nos protegen frente al daño causado por los radicales libres. Y tiene muchos efectos más. Necesitamos niveles adecuados de esta vitamina para estar sanos.

Un dato impactante: en la actualidad, el 80 por ciento de la población tiene déficit de vitamina D. Aparte de incluir en nuestro día a día alimentos ricos en esta vitamina y contemplar la posibilidad de tomar algún suplemento, tenemos que exponernos más al sol (con cuidado, ¡claro!). Tomar suplementos de esta vitamina no reemplaza el hecho de exponernos al sol.

Además de aumentar los niveles de vitamina D, la luz del sol tiene otros beneficios directos en la salud, el bienestar, el estado de ánimo y el comportamiento. Cuando la luz del sol entra por los ojos, influye en el hipotálamo, el área del cerebro que actúa como director de orquesta de las funciones vitales y regula los ritmos circadianos, los niveles de melatonina, el apetito y la temperatura corporal. A nivel cerebral, la luz del sol activa la producción de serotonina (implicada en la sensación de bienestar) y dopamina (necesaria para sentir el impulso de ir hacia lo que deseamos), y eleva las betaendorfinas, los opioides internos que mejoran el estado de ánimo.

Pero no ocurre sólo en el cerebro. La radiación solar activa la producción de betaendorfinas en el cerebro y en células específicas de la piel (los queratinocitos), y así se elevan de forma significativa los niveles en la sangre. Con ello, mejoran la sensación de bienestar y el humor.

Y más…

Durante mucho tiempo se creyó que los mamíferos sólo tenían células fotosensibles en los ojos y en la piel. Ahora sabemos que no es así. Tenemos células que responden a la luz en muchas otras áreas del cuerpo. Por eso, tomar el sol también:

- **Mejora la salud mitocondrial y la energía.** La radiación solar activa la llamada «citocromo c oxidasa» de las mitocondrias, mejora la producción de ATP y protege a la mitocondria del daño causado por los radicales libres.

- **Modula la inflamación.** Por la acción de la radiación solar, durante los meses de verano se activa la expresión de los genes antiinflamatorios y, en invierno, la de los genes del sistema inmunitario proinflamatorio, tan importantes para la salud metabólica.

Necesitamos el sol. Y a la vez nos puede dañar. ¿Cómo podemos tomar el sol con seguridad? Cuando hemos pasado tiempo sin exponernos al sol, conviene empezar con una habituación o entrenamiento: la exposición al sol gradual empieza con unos minutos, según las características de cada persona. El principal mecanismo de protección al sol con el que contamos de forma natural es la producción de melanina, un pigmento marrón producido por las células cutáneas en respuesta al sol, que actúa como un protector solar natural absorbiendo la radiación ultravioleta que alcanza la piel.

El aumento de melanina en la piel hace que nos pongamos morenos cuando tomamos el sol. Pero no es sólo una cuestión estética. Estar morenos nos hace lucir más guapos y, a la vez, nos protege de los efectos perjudiciales de la radiación ultravioleta.

Nos interesa ir aumentando la concentración de melanina poco a poco y ganar protección natural. Para eso, debemos ir tomando el sol despacio para ir preparando la piel. Podemos empezar con cinco minutos al día e ir subiendo a diez, quince, veinte, hasta que podamos estar al sol sin quemarnos el tiempo necesario para activar la vitamina D y obtener todos sus beneficios. Ese tiempo final para cubrir nuestras necesidades fundamentales de sol dependerá del tipo de piel que tengamos:

- **Piel pálida:** de quince a veinte minutos al día.

- **Piel media:** de veinticinco a treinta minutos al día.

- **Piel oscura:** de cuarenta a cuarenta y cinco minutos al día.

Esta diferencia en los tiempos de exposición se debe a que el tono de la piel varía según la concentración de melanina: a menos melanina (piel más pálida), menor protección y menor obstáculo a los rayos del sol; a más melanina (piel más oscura), mayor protección y mayor freno a la radiación ultravioleta y, con ello, mayor tiempo requerido de exposición al sol para obtener sus beneficios. Necesitamos que nos dé el sol en la piel, pero (otra vez) con cuidado: poco a poco y con sombrero, visera, blusa, vestido, pantalón, pareo o bajo una sombrilla cuando vayamos a estar más tiempo del necesario.

También ayuda mucho prepararnos para la exposición dando protagonismo en la dieta a ciertos alimentos durante las semanas previas: alimentos ricos en ácidos grasos esenciales (algas, pescado azul, frutos secos), vitamina D (mantequilla bío, huevos, carne, pescado azul) y vitamina E (pistachos, aceite de oliva y de girasol, avellanas, aguacate).

Es necesario hacer una buena hidratación general y cutánea antes y después de la exposición al sol: por sus efectos hidratantes, protectores y antioxidantes, son muy interesantes el aloe vera, el aceite de coco y el extracto de té verde. Así, preparados y protegidos, podemos obtener todos los beneficios del sol.

El frío

Atrevernos con la exposición al frío en forma de inmersión en agua helada o de baño en un río, un lago de montaña, el mar o incluso de ducha fría en casa, puede darnos un extra de salud mitocondrial muy interesante, ya que el frío activa la autofagia y la producción de calor interno como mecanismo compensador de la cadena energética de la mitocondria.

En el tejido adiposo, se ha observado que el frío estimula la producción del factor *meteorin-like*, implicado en respuestas adaptativas de regulación de la homeostasis de energía y de control de la inflamación tisular. Así, la exposición al frío:

- Promueve la pérdida de grasa.

- Facilita la activación del metabolismo.

- Ayuda a controlar la inflamación.

- Mejora la salud cardiovascular.

- Fortalece el sistema inmunitario.

- Fomenta el equilibrio hormonal.

- Mejora la calidad del sueño.

- Estimula la liberación de endorfinas, que mejoran el estado de ánimo.

La exposición controlada al frío nos hace más sanos, fuertes, inteligentes, felices y longevos. Vivimos más y mejor cuando nos exponemos al frío. Para ello, debemos hacer una exposición controlada y respetar cuatro premisas fundamentales. Si no, el frío puede volverse en nuestra contra. Estos cuatro aspectos harán que obtengamos los mayores beneficios del agua fría y que evitemos los posibles inconvenientes:

- Adaptación.
- Salud.
- Momento.
- Actitud.

Adaptación

Consiste en ser progresivos, darnos tiempo, ir poco a poco. El frío es un potente agente estresor para nuestro cuerpo, por lo que, si no nos adaptamos paulatinamente, una exposición intensa y brusca al frío puede suponer:

- Una exigencia desmedida para las glándulas suprarrenales, que liberarán a la sangre gran cantidad de hormonas del estrés, cortisol y adrenalina.

- Un impacto para el corazón, que acelerará el pulso en extremo para bombear toda la sangre necesaria que le permita proteger los órganos vitales.

Ir adaptándonos poco a poco al frío favorece que esas reacciones se suavicen de forma considerable y que, en lugar de entrar en el estrés dañino, lo hagamos en la franja de la hormesis: la adaptación beneficiosa que lleva a cabo el organismo cuando tiene que superar una situación incómoda y que nos hace más fuertes porque potencia los recursos innatos de salud y supervivencia.

Al habernos ido exponiendo al frío poco a poco y de manera continua, nuestro cuerpo sabe que no se trata de una agresión, un susto, una amenaza, un peligro vital, sino de un estímulo incómodo pero superable que puede manejar. Por tanto, en lugar de liberar un aluvión de hormonas del estrés como lo haría ante un atracador o un león y poner el corazón a mil como para salir huyendo, puede simplemente activarse un poco más de como lo haría en condiciones normales y regresar luego al ritmo habitual. En ese proceso, ganamos:

- Flexibilidad metabólica.
- Plasticidad del sistema nervioso vegetativo.
- Salud cardiovascular.

Además, el tejido adiposo sufre una transformación adaptativa muy interesante: ganamos grasa parda, encargada de producir calor, y así somos capaces de mantener o recuperar nuestra temperatura corporal aunque estemos en un medio frío.

Éste es el mecanismo que se encuentra detrás de otro beneficio muy valorado de la exposición al frío que atrae a muchas personas: la pérdida de peso y de grasa corporal. Para quien nunca lo haya hecho y tenga ganas de incorporar a su estilo de vida la exposición al frío, puede ir dando los siguientes pasos:

- Acabar la ducha con agua fría: sólo en las piernas, con movimientos ascendentes del chorro, desde los pies hacia las rodillas (para mejorar el retorno venoso).

- Hacer lo mismo e ir aumentando la extensión: primero

en las piernas enteras y luego incluyendo los brazos, desde las manos hasta los hombros.

- Acabar la ducha con agua fría en todo el cuerpo.

- Lo mismo, incluyendo la cabeza.

- Cuando ya te adaptes, una ducha fría desde el principio hasta el final.

Salud

Estar sanos y fuertes es importante para obtener los mayores beneficios de la exposición al frío y evitar sus perjuicios. No podemos olvidar que el frío es un agresor. Si nos forzamos a exponernos al frío cuando tenemos una enfermedad, estamos convalecientes o tenemos muy bajo peso corporal, tiraremos demasiado de la cuerda. Le estaremos exigiendo al cuerpo que haga un doble trabajo (muy exigente en los dos aspectos): recuperarse de la enfermedad y afrontar una demanda intensa de energía.

Esto es muy evidente, por ejemplo, en los casos de fatiga crónica o agotamiento suprarrenal: no podemos más, nos sentimos supercansados física y mentalmente, drenados a nivel emocional, débiles pero, como nos han dicho o hemos leído que la exposición al frío es buena, nos forzamos. ¿Y qué sucede entonces? Que las suprarrenales, muy fatigadas, muy exigidas por un estrés intenso y largo, tienen que responder de forma rápida y eficaz ante una situación que se percibe como de peligro. Con ello, en lugar de ayudar a que nos curemos, las agotamos un poco más y bloqueamos el proceso de recuperación de la salud global.

Calma. Si se está en una situación así, es preferible darse tiempo y recuperar la salud y la energía antes de exponerse al frío. Y esto es válido tanto para principiantes como para las personas que han hecho un paréntesis en su rutina de baño frío cotidiano.

Momento

Tenemos que elegir bien el momento del día: ¡no es lo mismo el frío por la mañana que por la noche! Por el ritmo circadiano que determina el reloj biológico de las funciones vitales y los niveles hormonales en un ciclo natural de veinticuatro horas, estamos más preparados para afrontar situaciones estresantes y exigentes en las primeras horas del día que por la noche.

Básicamente, las hormonas contrarreguladoras (la hormona de crecimiento, la adrenalina y el cortisol) incrementan la disponibilidad de glucosa cuando nos encontramos en situaciones de estrés a primera hora del día, para que nuestras células tengan a disposición el combustible que necesitan para actuar. Como de manera natural los niveles de hormonas contrarreguladoras alcanzan su máximo antes de despertarnos (y así nos preparan para afrontar el día en óptimas condiciones) y después van descendiendo a lo largo de la jornada hasta llegar a sus niveles mínimos por la noche (para permitirnos un descanso reparador), el efecto de la ducha fría es muy distinto por la mañana que por la noche.

Respetar estos ritmos naturales y exponernos al frío por la mañana amplía la capacidad para hacerlo y los beneficios que obtendremos de la ducha o el baño en agua fría. Hacerlo aumenta la capacidad de alerta, el buen estado de ánimo y las ganas de exprimir el día, además de todos los beneficios en el control de peso, la salud cardiovascular y la fortaleza del sistema inmunitario.

Empezar el día superando la resistencia a exponernos al frío, abrir el grifo del agua fría, saltar al agua o andar abriéndonos paso sobre las olas del mar, es empezar con una victoria sobre nosotros mismos, sobre nuestros miedos, sobre nuestra pereza, sobre nuestra debilidad. Es amanecer ganando y tener muy buena actitud para comenzar ese día único de nuestra vida.

Actitud

Consiste en exponernos al frío con buena disposición y determinación, además de querer hacerlo de verdad. Cuando no hacemos lo que realmente queremos, sucede algo muy interesante: en lugar de activarse la liberación de dopamina —el mediador químico del sistema nervioso que promueve las ganas de ir a por lo que deseamos, el que nos da determinación y nos llena de energía positiva—, aumenta la producción de adrenalina, una de las hormonas del estrés liberadas por las glándulas suprarrenales. Entonces, todo cambia de manera sutil. La adrenalina también nos activa, pero de una forma diferente: lo hace como si estuviéramos en una situación de peligro. Si eso lo repetimos un día tras otro, podemos acabar agotando a las suprarrenales, haciendo que se resienta la salud y provocándonos una sensación incómoda de presión y urgencia.

No nos engañemos. Expongámonos al frío si es una decisión auténtica, porque lo deseamos y tenemos las ganas. Si no, aunque nos digamos lo contrario y nos forcemos, no estaremos obteniendo lo mejor de esa superación. Podemos engañar a los demás, incluso intentarlo con nosotros mismos, pero el cuerpo lo sabe: detecta la verdad y responde en consonancia. Si lo deseamos, estamos en buen estado de salud, tenemos energía y queremos empezar bien el día... ¡a por ello! El frío es nuestro amigo.

El calor

¡El calor también es nuestro amigo! Si tenemos la posibilidad, incluir la sauna en la rutina diaria es un complemento perfecto para la optimización del metabolismo. La sauna:

- Activa la depuración de toxinas por el sudor, en especial, de los metales pesados (mercurio y cadmio) y los disruptores endocrinos.

- Optimiza la salud mitocondrial.

- Mejora la salud cardiovascular.

- Reduce la inflamación.

- Activa la producción de endorfinas (las llamadas «moléculas de la felicidad») y un factor de crecimiento específico del sistema nervioso que promueve el desarrollo de las células nerviosas y la plasticidad neural.

Aunque intuitivamente huimos del calor por ser un estresor potente, como el frío, bien utilizado es muy beneficioso para nuestra salud física, mental y emocional.

Se ha observado que las sesiones de sauna son muy útiles en la recuperación del entrenamiento físico, la resistencia al estrés, el control de peso y ciertas enfermedades, como la depresión y el alzhéimer, por ejemplo. Para ello, como con el frío, necesitamos una práctica adecuada y evitarlo en ciertos casos.

El uso de la sauna está desaconsejado en mujeres embarazadas, niños y personas con algún proceso febril y enfermedades cutáneas, y debe ser utilizada con cuidado en personas con enfermedades cardiovasculares y antecedentes de ictus cerebral.

La mejor forma de incorporar la sauna en el día a día es:

- Empezar con tres sesiones de cinco a siete minutos cada una, separadas por duchas de agua fría, y terminar con una ducha fría para barrer todas las toxinas que se han expulsado a través de la piel con el sudor.

- Alargar los tiempos a sesiones de siete a diez minutos con las mismas duchas frías entre sesión y sesión y al final.

- Primero tres días a la semana, luego cinco y finalmente siete.

Cada vez que nos exponemos a las altas temperaturas de la sauna se elevan en nuestro interior unas proteínas llamadas «de choque térmico» (o *heat shock proteins*) que aumentan la capacidad antioxidante del cuerpo. Están relacionadas con la protección de los daños que se producen en los tejidos a consecuencia del estrés. Podríamos decir que la sauna libera proteínas curativas.

Además, con la sauna mejora el funcionamiento hormonal, en concreto de la hormona de crecimiento (la sauna provoca la liberación de GH) y de insulina (aumenta la sensibilidad de las células a la insulina). Así, la sauna, entre otros muchos beneficios, mejora el uso de la glucosa, activa la combustión de grasa y optimiza el control de la glucemia, y, con ello, la flexibilidad metabólica.

El calor, el frío, el sol, el aire puro… Si pudiéramos observar con atención cómo toda esa maquinaria interna que está en nosotros y nos permite ser lo que somos responde a los distintos estímulos de la naturaleza, no nos cabría duda. Debemos incluir la naturaleza en nuestro estilo de vida para la optimización metabólica.

Nuestros ancestros no nos legaron sólo una fábrica prodigiosa, sino también el mejor *kit* de mantenimiento: el ejemplo de su vida al natural.

Las relaciones

No sabemos cómo las relaciones personales de calidad influyen directamente en la flexibilidad metabólica. Quizá ni siquiera lo hagan, pero cuando se estudian los factores que más influyen en la longevidad, sin duda, éste es uno de ellos. Por eso no podemos dejarlo fuera de un plan de estilo de vida saludable.

Necesitamos cuidar las relaciones personales. Los humanos somos seres sociales. ¡Ya lo eran nuestros ancestros! A lo mejor por eso las personas más longevas del planeta pueden presumir de contar con grandes amigos. Se ha observado que gozan de una buena red social, se sienten acogidas por la comunidad, son respetadas y están involucradas en el funcionamiento del grupo.

Diversos estudios científicos han demostrado la necesidad de percibir la afectividad y el contacto con otras personas a lo largo de toda la vida, desde el nacimiento hasta la senectud. Necesitamos a los otros para nuestro correcto desarrollo, el mantenimiento de la salud, el cuidado del bienestar y la consecución de la felicidad. En este sentido, es muy reveladora la observación de que los bebés de orfanatos que han recibido pocas caricias y abrazos crecen menos que los niños más queridos, o que el momento de mayor vulnerabilidad en la vida de una persona para desarrollar un cáncer es el año posterior al fallecimiento de su compañero de viaje. La tristeza profunda de la pérdida y el duelo por la muerte llevan al sistema inmunitario a un estado de inmunodepresión, y quedamos más desprotegidos ante el crecimiento y la diseminación de las células tumorales.

Un estudio llevado a cabo por la escuela para el desarrollo de adultos de Harvard (Estados Unidos), iniciado en el año 1938 y todavía activo, incluye a un gran número de voluntarios de distintos grupos de edad y niveles socioeconómicos diferentes. A la gran pregunta: «¿Qué necesitas para ser feliz?», los *millennials* contestaban en un 80 por ciento de los casos: «Dinero» y, después, «Fama». Añadían: «Para lograrlo, hay que trabajar duro». Los individuos de mayor edad y más éxito vital, sin embargo, respondieron que la clave para ser feliz es disfrutar de relaciones humanas saludables y constructivas. Una de las conclusiones más potentes del estudio fue que la soledad es la condición que, en el tiempo, provoca la mayor cantidad de enfermedades físicas y psicológicas.

En el estudio, las personas que vivieron más años, con más salud y que se sentían más felices no eran las que trabajaron más duro ni las que tenían más prestigio o fortuna, ni siquiera las que tenían mejores hábitos de alimentación o practicaban más deporte. Las personas que mostraron las vidas más plenas, saludables y felices eran las que habían dedicado años de su vida y esfuerzo a construir relaciones personales profundas, relaciones positivas y lazos de confianza, amor, respeto y crecimiento personal.

¡Las relaciones pueden pesar más que la dieta y el ejercicio físico!

Se ha observado también que las personas que mantienen buenos vínculos personales y realizan actividades grupales o pertenecen a algún proyecto con un fin social suelen tener una mejor experiencia de vida. Y que las que, llenas de ilusión, inician actividades nuevas, ya sea intelectuales o deportivas, reportan una maravillosa sensación de vida plena, de vivir con intensidad. Es como si vivieran más.

Con la edad disminuyen poco a poco los niveles de dopamina, el neurotransmisor responsable de la emoción de plenitud vital, de ganas de vivir. Cuando el cerebro percibe algo nuevo o ilusionante, aumenta la producción de dopamina y favorece la sensación de vivir más. Cuando esto lo experimentamos con otras personas con las que compartimos creencias, se refuerza el sentimiento de fe y esperanza en el futuro.

Ésta es la razón por la que apuntarse a un club de lectura, un curso de escritura creativa, clases de manualidades o baile, nuevas actividades físicas de movimiento, grupos de montaña, excursiones culturales, deportes nuevos, etc., no sólo mejora nuestro físico y nuestra mente, sino que también nos potencia a un nivel muy personal.

Conectamos con lo que somos y conectamos con los demás. Quizá, inconscientemente, pulsamos de una manera positiva las clavijas del sistema metabólico para responder de forma coherente a todo ello y potenciar así (también) la flexibilidad de enzimas, mitocondrias y cascadas metabólicas.

4
La práctica

MANUAL DE USO

Si tras este viaje por los entresijos de nuestra maquinaria metabólica y el entendimiento de todo lo que podemos hacer para optimizar el metabolismo sólo nos quedamos en eso (algo así como el plano mental), habrá servido de poco. Saber qué es, por qué es tan importante para la salud y cómo potenciarlo es muy valioso, ¡sin duda! Pero, si nos detenemos ahí, no nos dará todo lo que podemos obtener. Falta un paso más: pasar de la teoría a la puesta en práctica.

Es como si tuviéramos todas las piezas del puzle, las hubiéramos ordenado, organizado y las dejáramos tal cual, repartidas por la mesa. ¿Por qué no unir todas las partes y ver la imagen al completo? ¡Nos puede cambiar la vida! Para eso conviene:

1. Tener claras las ideas fundamentales.
2. Saber de dónde partimos y adónde queremos llegar.
3. Aplicar herramientas útiles.

Siete ideas clave sobre la flexibilidad metabólica

Lo primero de todo es tener claro qué es, para qué sirve y cómo podemos mejorar la flexibilidad metabólica. Veamos las siete ideas fundamentales:

1. La flexibilidad metabólica es la razón última por la que enfermamos o conservamos la salud.
2. Con las decisiones que tomamos a diario, tenemos una gran capacidad de acción: la optimización del metabolismo está al alcance de todos.
3. El plan de acción es único: lo que decidamos hacer puede variar en función de nuestras necesidades, capacidades y gustos personales.
4. Para optimizar el metabolismo, es clave tanto lo que comemos como lo que no: necesitamos elegir alimentos que fomentan la salud de la mitocondria y la alternancia entre rutas metabólicas, y evitar los que provocan un exceso de radicales libres y la sobreestimulación de la vía de la glucosa.
5. El ayuno intermitente es una de las herramientas más poderosas para la optimización del metabolismo.
6. Movernos cada día, realizar las tareas cotidianas y hacer entrenamientos de fuerza nos mantienen flexibles, también metabólicamente hablando.
7. Lo que hacemos cada día con el descanso, el estrés, el hogar, el espacio de trabajo, el contacto con la naturaleza y las relaciones personales influye en el mantenimiento o la pérdida de la flexibilidad metabólica.

Test de flexibilidad metabólica

Lo siguiente que debemos tener claro es de dónde partimos y adónde queremos llegar. Para eso necesitamos estimar nuestro nivel de flexibilidad metabólica.

¿Cómo podemos calcularlo? La forma más empleada en los estudios científicos para analizar el estado de flexibilidad metabólica es el llamado «cociente de intercambio respiratorio» o «cociente respiratorio» (RER, del inglés *Respiratory Exchange Ratio*), que sirve para estimar el tipo de nutriente que estamos oxidando en el organismo como fuente principal de energía. El cociente respiratorio mide la correspondencia entre la producción de dióxido de carbono y el uso de oxígeno. Dicho de otro modo: la eliminación de dióxido de carbono (CO_2) en el aire espirado dividida por la inhalación de oxígeno (O_2) a través del aire consumido.

Se ha observado que, cuando se metabolizan los carbohidratos en presencia de O_2, se forma una molécula de CO_2 por cada molécula de O_2 empleada. De ahí su nombre: se intercambia O_2 por CO_2. Por esa razón, el cociente respiratorio de los carbohidratos es uno: porque se genera una molécula de CO_2 por el uso de una molécula de O_2. Sin embargo, cuando se oxidan las grasas, se forman setenta moléculas de CO_2 por cada cien moléculas de O_2, o, por seguir con las unidades, 0,7 moléculas de CO_2 por cada molécula de O_2. De este modo, el cociente respiratorio de las grasas es 0,7.

Al medir el cociente de intercambio respiratorio de una persona a lo largo de una hora, estamos calculando indirectamente el cociente respiratorio medio de las reacciones metabólicas que tienen lugar en su cuerpo. Así, podemos estimar que:

- **Si el RER es 1:** la persona está metabolizando sólo carbohidratos.

- **Si el RER es 0,7:** la persona está metabolizando sólo grasas.

- **Si el RER es 0,8:** la persona está siguiendo una dieta equilibrada y logrando un adecuado reparto y manejo de todos los nutrientes (carbohidratos, grasas y proteínas).

El cociente de intercambio respiratorio es el parámetro más empleado en los estudios científicos para investigar la flexibilidad metabólica y también el que se utiliza al evaluar la optimización metabólica en el deporte.

En el ámbito clínico, se puede hacer una estimación del estado metabólico de una persona según:

- Los datos recogidos en su historial médico.

- La exploración física.

- La medición del peso en relación con la estatura y la composición corporal.

- Algunos datos analíticos, como el nivel de glucosa en la sangre en ayunas y posprandial, el nivel de insulina y la concentración de una proteína específica llamada «hemoglobina glicada», entre otros.

A la vez, independientemente de las pruebas o de forma complementaria, cada uno de una manera muy elemental puede saber si tiene mucha o poca flexibilidad metabólica con un recurso casero, un sencillo cuestionario, una batería de preguntas que sirven para conocer el punto de partida y plantearse unos objetivos de trabajo u otros. Después, siempre se puede volver a él para evaluar los resultados.

Estamos hablando del test de flexibilidad metabólica, que incluye veinte preguntas cerradas, de respuesta «Sí» o «No»:

1. ¿Necesitas comer antes de entrenar?

2. ¿Tienes síntomas de hipoglucemia en ayunas (debilidad, mareo, malestar)?

3. ¿Sientes siempre hambre?

4. ¿Te mareas si sales a correr por la mañana sin haber desayunado?

5. ¿Te han diagnosticado resistencia a la insulina o diabetes tipo 2?

6. ¿Te cuesta perder el exceso de peso?

7. ¿Tienes grasa resistente, michelines o rollitos que no consigues eliminar?

8. ¿Te cansas rápido?

9. ¿Sientes antojos de dulce?

10. ¿Tienes algún dato analítico de inflamación?

11. ¿Tienes síntomas de inflamación (rigidez o dolor articular, hinchazón abdominal, dificultad para concentrarte, bajo estado de ánimo)?

12. ¿Predominan en tu alimentación los carbohidratos?

13. ¿Comes alimentos procesados?

14. ¿Tomas refrescos a diario?

15. ¿Evitas comer grasas?

16. ¿Duermes mal?

17. ¿Pasas la mayor parte del día en la silla o el sofá?

18. ¿Te cuesta salir a caminar?

19. ¿Apenas vas a la naturaleza?

20. ¿Te alejas siempre del sol?

Cuantas más respuestas afirmativas resulten, menos flexibilidad metabólica hay en el organismo y más necesidad tenemos de trabajar en ella:

- **¿Cinco de veinte?** Te vendría bien un empujoncito.

- **¿Diez de veinte?** Revisa las bases.

- **¿Quince de veinte?** La cosa pinta mal.

- **¿Veinte de veinte?** ¡Necesitas un cambio radical!

Veamos cómo conseguirlo.

Tips para el día a día

En tercer lugar, para trabajar en la optimización de la flexibilidad metabólica necesitamos contar con herramientas útiles.

Disponemos de muchas ayudas para optimizar el metabolismo con la dieta, el ejercicio físico y el estilo de vida, que podemos aplicar a diario. Las siguientes recomendaciones son una guía básica a modo de compendio de todo lo que ya sabemos, consejos simplificados con los que recuperar las riendas de la salud y vivir nuestra mejor versión. Reúnen una gran cantidad de información en *tips* sencillos, concisos y prácticos que nos ayudarán a recuperar o potenciar la flexibilidad metabólica. ¡Con el impacto tan positivo que esto tiene en nuestra salud a todos los niveles! Son como perlas para nuestro día a día, recordatorios de lo que podemos hacer, las baldosas de ese camino que hemos decidido seguir y en las que vamos a ir apoyando nuestros pasos.

Aun así, no debemos obsesionarnos ni sentir culpa si en algún momento nos saltamos estas recomendaciones. Cada momento es una nueva oportunidad. ¡Cada día, la suma de numerosas posibilidades!

Al iniciar un cambio de hábitos de vida, sobre todo, si tiene que ver con la forma de comer, pueden surgir sensaciones desagradables: debilidad, mareos, náuseas, dolores de cabeza, erupciones cutáneas, cambios del ritmo intestinal... No es malo: indica que el organismo está empezando a limpiarse de las toxinas acumuladas. Es conveniente no frenar esos síntomas con medicamentos, a no ser que sean muy intensos. Lo mejor es ayudar al organismo a limpiarse: beber abundante agua, practicar ejercicio moderado y favorecer la eliminación de toxinas por la piel en el sudor con el ejercicio físico o la sauna.

- Come con moderación.

- Prepara comidas completas que incluyan alimentos ricos en carbohidratos, proteínas y grasas.

- Evita las harinas refinadas y opta, en su lugar, por cereales integrales de producción ecológica.

- No tomes azúcar ni alimentos que lo contengan. Evita los edulcorantes artificiales, como la sacarina o el aspartamo (frecuente en bebidas *light*, mermeladas dietéticas y yogures de sabores).

- Para endulzar los alimentos, utiliza panela, estevia, azúcar de coco, miel o melaza.

- Evita los alimentos procesados.

- Lee las etiquetas y descarta los alimentos que contengan ingredientes desfavorables.

- Elige preferiblemente alimentos vivos y frescos en vez de envasados.

- Si consumes conservas vegetales, aclara el contenido bajo el chorro del agua fría.

- Es preferible que las conservas de pescado sean al natural o en aceite de oliva. Siempre mejor en vidrio que en lata.

- Opta, siempre que puedas, por alimentos de producción ecológica.

- Cuece los cereales (arroz, quinoa, kamut, etc.) con un

trozo de alga kombu y guárdalos en la nevera antes de consumirlos.

- Cuece las legumbres (alubias, lentejas, garbanzos) con un trozo de alga kombu y cebolla. Consérvalos en la nevera y acompáñalos con verduras y cereales (arroz, quinoa, kamut).

- Antes de cocer las verduras, lávalas, pélalas y córtalas, y échalas al agua cuando rompa a hervir. Si son ecológicas, conserva el agua de cocción.

- Añade la sal y las especias al final de la cocción.

- Elige aceites vegetales de la categoría «virgen extra».

- Evita los aceites vegetales refinados, los alimentos grasos enranciados y las grasas hidrogenadas.

- Tuesta las semillas y los frutos secos a baja temperatura.

- Reduce el consumo de pescado de gran tamaño (atún, tiburón, pez espada, emperador).

- Elige alimentos de temporada y de proximidad.

- Elige el té y el café ecológicos y de tostado natural.

- Bebe un vaso de agua por cada taza de café o té que consumas.

- Evita el uso de cafeteras de cápsulas.

- Reduce el uso del microondas.

- Evita el uso de botellas y otros contenedores de plástico. Elige los de vidrio u otros materiales estables.

- No reutilices el aceite empleado para cocinar y desecha el que se queme.

- Evita los alimentos fritos y rebozados. Opta por preparar la comida al vapor, cocida, estofada, a la plancha, salteada u horneada.

- No comas alimentos muy fríos.

- Toma primero los alimentos crudos y después los cocinados.

- Empieza la comida con una ensalada aliñada con AOVE y vinagre de manzana o bien con un aperitivo de encurtidos (aceitunas, cebolletas, pepinillos, *pickles*).

- Empieza la cena con un caldo de verduras.

- No comas alimentos crudos en la cena. Elige verduras cocinadas y reserva las ensaladas para el mediodía.

- Es mejor que la cena no contenga carbohidratos complejos como pan o pasta.

- Las cenas deben ser ligeras y tomarlas al menos dos horas antes de que te vayas a dormir.

- No tomes la fruta como postre, es mejor en ayunas.

- Evita los zumos, es mejor tomar la fruta entera.

- Pela y corta la fruta justo antes de consumirla. Puedes acompañarla de frutos secos para equilibrar el índice glucémico.

- Prueba alimentos nuevos y nuevas formas de cocinar.

- No comas lo mismo todos los días.

- Haz de la comida un momento especial: cuida la presentación del plato, elige un entorno agradable y tranquilo, y celebra la comida.

- Mastica, mastica y vuelve a masticar los alimentos sólidos. Paladea los líquidos.

- Empieza el día bebiendo un vaso de agua en ayunas.

- Bebe un vaso de agua treinta minutos antes de la comida. Bebe poco líquido durante la comida.

- Practica ejercicio físico a diario.

- Incorpora rutinas de entrenamiento de fuerza.

- Respira con calma aire fresco siempre que puedas.

- Toma el sol con moderación.

- No uses siempre gafas de sol.

- Evita los baños demasiado calientes.

- Termina la ducha matutina con agua fría.

- No lleves el móvil en contacto con el cuerpo: mantenlo apagado o en modo avión durante el descanso.

- Cambia las luces altas, frías e intensas de la mañana por otras bajas, cálidas y tenues por la tarde.

- Evita las pantallas dos horas antes de irte a dormir o protégete con gafas *blue blockers*.

- Apaga todas las luces del dormitorio y desconecta los dispositivos electrónicos.

- Cultiva relaciones personales de calidad.

- Llévate bien contigo, trátate con respeto ¡y quiérete incondicionalmente!

PLAN DE ACCIÓN

Como con las piezas del puzle, al reunir toda la información y los consejos prácticos, podemos crear un plan de acción con menús de comidas, rutinas de ejercicio y consejos para mejorar la calidad del estilo de vida. Lo encontrarás todo pautado, para que te resulte más fácil ponerlo en práctica. Aunque, ¡eso sí!, requiere un trabajo individual para adaptarlo a la naturaleza y las circunstancias de cada uno.

En general, podremos encontrarnos tres niveles que recomendarán un escenario u otro:

1. **Nivel principiante.** Ha perdido toda la flexibilidad metabólica y necesita reencontrarse y aprender desde cero, a nivel principiante.

2. **Nivel intermedio.** Sigue hábitos más o menos saludables y conserva un nivel intermedio de flexibilidad y optimización metabólica, pero mejora considerablemente con un empujón o *boost*.

3. **Nivel avanzado.** Se encuentra en un nivel experto y desea mantener los buenos niveles de optimización metabólica para seguir siendo fuerte, inteligente, saludable y feliz muchos años más.

Podemos trabajar en estos tres escenarios adaptando las recomendaciones de dieta, ejercicio y estilo de vida, y pasar poco a poco de uno a otro (¡en sentido ascendente, claro!).

¿Preparados? ¿Listos? ¡Ya!

El primer paso, en todos ellos, es comenzar con una buena preparación que incluya:

- Un registro de frecuencia del consumo de alimentos.

- Un listado de lo hay que eliminar y otro de lo que no puede faltar.

El registro de comidas es muy útil para darnos cuenta de qué es lo que comemos. No se basa en sensaciones o ideales, sino en hechos objetivos. Cuando anotamos todo lo que comemos y bebemos en un día, nos damos cuenta de lo que estamos haciendo (¡oh, sorpresa!) y nos sirve como hoja de ruta para nuestro trabajo de flexibilidad metabólica.

Tendremos ante los ojos el punto de partida y, cuando lo rellenemos al final de cada semana, estaremos viendo nuestro recorrido y adónde estamos llegando. Así podremos ajustar las decisiones, modificar las que veamos que no nos llevan por donde queremos ir o afianzar (¡premio!) los logros.

Sugerencia práctica: Crea un cuaderno de trabajo que contenga un posible diario, estos registros y todo lo que consideramos útil y queramos incluir. Quizá, por ejemplo, pueda empezar con las siete ideas sobre la flexibilidad, el test y los *tips* para el día a día, y seguir con los menús semanales y las rutinas de entrenamiento. No olvides reservar un espacio para las anotaciones personales. Esto mejora la adherencia al plan y hace que el viaje sea más amable y entretenido.

Podemos elaborar el registro de comidas en forma de tabla, con una primera columna de alimentos a la izquierda y cinco columnas con la frecuencia de consumo de cada alimento:

- Habitual: cinco o más veces por semana.
- Frecuente: de tres a cinco veces por semana.
- Ocasional: de una a tres veces por semana.
- Esporádico: menos de una vez a la semana.
- Nunca: ¡nunca!

	Habitual	Frecuente	Ocasional	Esporádico	Nunca
Verdura					
Fruta					
Legumbres					
Frutos secos					
Semillas					
Aguacate					
AOVE					
Aceite de coco					

	Habitual	Frecuente	Ocasional	Esporádico	Nunca
Mantequilla bío					
Margarina					
Aceites refinados					
Alimentos procesados					
Carne de ave					
Carne roja					
Pescado azul					
Pescado blanco					
Huevos					
Pan blanco					
Pan integral					
Pasta					
Arroz					
Cereales ancestrales					
Bollería					
Azúcar					
Edul- corantes					
Sal de mesa					
Sal marina					

	Habitual	Frecuente	Ocasional	Esporádico	Nunca
Especias					
Vinagre de manzana					
Encurtidos					
Refrescos					
Leche					
Queso					
Yogur					
Postres lácteos					
Café					
Té					
Infusiones					
Agua					
Vino					
Cerveza					
Licores					

Seguidamente, marcaremos con una cruz la casilla que se ajuste a nuestra realidad.

Cuando la hayamos rellenado, saltará a la vista qué comemos realmente y qué necesitamos mejorar. Además, sucederá algo muy interesante. Existe un hecho curioso en la naturaleza humana: lo que se mide, se puede mejorar. Cuando se trata de algo cuantificable, somos capaces de ir a por ello, saber si lo estamos consiguiendo y hacer los ajustes precisos para lograrlo.

¡Y aún hay más! Lo que se mide, se mejora. No sabemos por qué, pero aquello a lo que prestamos atención, mejora por sí mismo. Es como si cobrara una fuerza especial y trabajara con nosotros. Y cuando esto se aplica al deseo de hacer cambios positivos, resulta muy fructífero. Por eso, merece tanto la pena dedicar un tiempo de pausa y atención a este ejercicio sencillo antes de empezar con el plan de acción para optimizar el metabolismo y revisarlo al final de cada semana. En cuanto nos acostumbremos y comer bien se convierta en una rutina, no será necesario trabajarlo con tanta asiduidad.

Algo similar podemos hacer también para la actividad física y el estilo de vida.

Para el ejercicio físico, podemos crear otra tabla:

	Habitual	Frecuente	Ocasional	Esporádico	Nunca
Movimiento					
Fuerza					
NEAT					

Para el estilo de vida, haremos otra tabla que incluirá los siguientes apartados:

- Sueño de calidad.
- Gestión del estrés.
- Estar en la naturaleza.
- Relaciones de calidad.

	Habitual	Frecuente	Ocasional	Esporádico	Nunca
Sueño reparador					
Gestión del estrés					
Naturaleza					
Relaciones de calidad					

Cuando revisemos las tablas, podremos preguntarnos de manera objetiva: ¿necesito moverme más? ¿Tengo que entrenar más la fuerza? ¿Necesito aumentar el NEAT? ¿Debo aprovechar más las tareas cotidianas? ¿Tengo que dormir mejor? ¿Necesito aprender a gestionar el estrés? ¿Debo salir más a la naturaleza? ¿Puedo mejorar mis relaciones personales? Con todo ello podremos replantearnos los objetivos semanales de dieta, ejercicio físico y estilo de vida.

También nos servirá para tener más clara la finalidad de estos cambios: ¿quiero tener más energía, perder peso, ayunar, ganar fuerza, curar este o esta (dolor, limitación, proceso, enfermedad)? En definitiva, ¿quiero vivir más y mejor?

¿Y cómo podemos conseguirlo? Si ya nos hemos preparado y estamos listos, ¡toca ponerse en marcha! El primer paso es sacar de casa (y de la oficina, el despacho, la consulta, el colegio, etc.) todo lo que nos perjudica. Revisemos la nevera, los armarios, los cajones, la despensa, y **eliminemos lo siguiente**:

- Margarina
- Aceites vegetales refinados
- Alimentos procesados
- Pan blanco

- Bollería
- Azúcar
- Edulcorantes artificiales
- Sal de mesa
- Refrescos
- Postres lácteos
- Cerveza
- Licores

No convienen. No aportan nada bueno, dañan nuestras mitocondrias. ¿Para qué los queremos, entonces? Es preferible descartar completamente los alimentos perjudiciales a tenerlos en casa (o en la oficina, el colegio, etc.) y gastar energía y fuerza de voluntad en negociar con nosotros mismos cada vez que nos los encontramos al abrir un cajón, un armario, la despensa... Es un desgaste innecesario y nos desvía de nuestro camino hacia la salud total.

El sentido opuesto también es importante. ¿Tenemos en casa todo lo que necesitaremos para optimizar el metabolismo? El segundo paso para el plan de acción es **conseguir los alimentos esenciales para la flexibilidad metabólica**:

verduras	frutas	legumbres
frutos secos	semillas	aguacates
AOVE	aceite de coco	mantequilla bío
carne de ave	carne roja	pescado azul
pescado blanco	huevos	arroz
cereales ancestrales	sal marina	especias y condimentos
vinagre de manzana	encurtidos	café
té	infusiones	agua de calidad

De esta manera encontraremos estos alimentos cuando vayamos a buscarlos y no tendremos que salir corriendo a comprarlos justo antes de empezar a cocinar. Es importante que los tengamos en casa para llevárnoslos al trabajo, al salir a hacer un recado o al ir de viaje, al colegio, a una excursión, etc.

Consejo (sobre todo para las personas con agendas repletas de tareas): Reserva un día para cocinar lo que necesitarás a lo largo de toda la semana y consérvalo en distintos recipientes en la nevera. Pueden ser guisos, cocciones al vapor, hervidos, algún asado. Así, cada día podrás tomar lo que necesites, haciendo las combinaciones adecuadas de verduras, proteínas de calidad y grasas saludables, sin tirar la toalla agobiado por las prisas o el cansancio del día.

Conviene asegurarnos de tener alimentos de los tres grupos principales para cumplir la regla de oro de su combinación:

- **Carbohidratos:** espinacas, acelgas, puerros, cebollas, cebolletas, rabanitos, zanahorias, brécol, coliflor, calabaza, calabacín, boniato, lechuga, escarola, endibias, rúcula, canónigos, arroz, espelta, kamut, quinoa, fresas, arándanos, moras, manzanas, peras, pomelos...

- **Proteínas de alto valor biológico:** huevos, sardinas, anchoas, caballa, salmón, bonito, lubina, merluza, marisco, pavo, pollo, ternera, alubias, lentejas, garbanzos, guisantes, habas, yogur, queso fresco, requesón...

- **Grasas:** AOVE, aceitunas, aguacates, semillas (calabaza, girasol, sésamo, lino, chía), frutos secos (nueces, almendras, avellanas), aceite de coco, mantequilla bío, *ghee*...

También es importante revisar los utensilios con los que contamos en la cocina. Hagamos limpieza de lo que nos perjudica y acopio de lo saludable. Por ejemplo, descartemos las sartenes y cazuelas antiadherentes que estén deterioradas, con el teflón levantado, y sustituyamos los contenedores (botellas, cajitas, tarteras, *tuppers*) de plástico por otros de vidrio, y los utensilios de aluminio por los de acero inoxidable.

Lo mismo puede aplicarse respecto a las necesidades del ejercicio físico: debemos contar con calzado cómodo para salir a caminar y ropa para entrenar, apuntémonos a un gimnasio, compremos el material necesario para entrenar en casa, descarguémonos una app o busquemos un entrenador profesional

Deberíamos aplicarlo también al estilo de vida: reservemos las horas de sueño que necesitamos, hagamos ajustes en el dormitorio, eliminemos tareas de la agenda para aligerar la carga de estrés, preguntémonos cuál será un buen momento diario para los ejercicios de relajación, organicémonos para escapar a la naturaleza o busquemos formas de traer la naturaleza a casa: vayamos a un vivero a comprar plantas, colguemos fotos bonitas de paisajes naturales, cambiemos el fondo de pantalla del móvil o del ordenador

Con todo esto, estaremos en condiciones para empezar una nueva vida de optimización del metabolismo. Es como si hubiéramos hecho las maletas para ponernos en ruta. Recuerda los tres escenarios posibles: nivel principiante, nivel intermedio y nivel experto.

¡A por ello!

Los tres modelos

Nivel principiante. De 0 a 1: recupera tu flex

Dieta

El plan de alimentación «De 0 a 1» contempla hacer tres comidas principales y un tentempié a media mañana o a media tarde. El objetivo es poner orden en la dieta, sincronizar el reloj interno, limpiar el organismo, controlar los niveles de glucosa en la sangre y convertir en un hábito, en una manera de vivir, la dieta mediterránea. ¿Cómo?

- Elimina los procesados.

- Respeta un horario de comidas regular.

- Elige alimentos naturales.

- Toma desayuno, comida y cena, y, si es necesario, un tentempié ligero a media mañana o media tarde.

- Bebe un vaso de agua antes de cada ingesta.

Veamos algunos ejemplos de las distintas comidas del día:

Desayuno:

✓ Tostada de pan integral con aceite de oliva, aguacate y pavo.

✓ Tostada de centeno con aceite de oliva, aguacate, pepino y salmón marinado.

✓ Compota de manzana con piñones y pasas de corinto y dos cucharadas de yogur griego.

✓ Revuelto de huevo con puntas de espárragos trigueros y medio aguacate.

✓ Salteado de verduras (cebolla, calabacín y puerro) con láminas de caballa en aceite de oliva.

Comida: toma una pequeña cantidad de encurtidos o bebe un vasito de agua con vinagre de manzana. Después:

✓ Lentejas guisadas con cebolla y calabaza, acompañadas de quinoa.

✓ Ensalada de alubias con espinacas frescas, aceitunas negras y sardinas en aceite.

✓ Ensalada de garbanzos y espinacas con semillas de sésamo.

✓ Pechuga de pavo o pollo a la plancha y verduras salteadas (a elegir entre cebolla, puerro, calabaza, calabacín, espárrago, brécol).

✓ Pescado a la plancha o al vapor con un chorrito de aceite de oliva y de lino crudos, y verduras salteadas.

✓ Ensalada de canónigos, aguacate y zanahoria, y lomo de cerdo asado.

✓ Termina con una infusión de té verde.

Cena: empieza con una taza de caldo casero. Después:

✓ Alcachofas salteadas con jamón.

✓ *Magret* de pato a la plancha y verduras salteadas (a elegir entre cebolla, puerro, calabaza, calabacín, espárrago, brécol).

✓ Verduras a la plancha y pescado al vapor (lubina, merluza, pescadilla o salmón).

✓ Sopa de apio y zanahoria, y pescado a la plancha.

✓ Crema de calabaza y pechuga de pavo o pollo a la plancha.

Tentempié: se puede acompañar con una infusión o un café americano (solo, sin azúcar, edulcorantes, leche ni bebidas vegetales):

✓ Sándwich alemán: entre dos rebanadas de pan de centeno untadas con aceite de oliva, pon unas hojitas de canónigos o rúcula, rodajas de pepino y zanahoria y dos lonchas de salmón marinado.

✓ Taquitos de anchoas: canapés libres de pan. Prepara de cuatro a seis dados de aguacate que servirán como base y, sobre cada uno de ellos, coloca una anchoa enrollada y corónalo con una aceituna fileteada.

✓ Compota de manzana: lava, pela y trocea la fruta (manzanas golden o reineta; opcional: pera). Ponla en una cazuela, añade peladura de limón y una rama de canela, y cúbrelo todo con agua. Cuécelo a fuego lento. Acompáñalo con frutos secos.

✓ Manzana asada (reineta): lava las manzanas (puedes preparar cuatro cada vez e ir tomándotelas a lo largo de la semana), retira el corazón con un cuchillo y ponlo sobre la bandeja del horno. Añade una bolita de mantequilla ecológica en la parte superior de cada manzana y cuécelas a 140 °C durante treinta minutos. Comprueba el punto de cocción antes de apagar el horno. Acompáñalas con frutos secos.

✓ Crudités: lava y corta a lo largo una zanahoria u otras hortalizas, como pepino o calabacín. Aplica una pequeña cantidad de tahini en cada palito.

✓ Combina una pieza de fruta y un puñado de frutos secos: manzana, pera, melocotón, paraguayo, arándanos, moras, frambuesas…, y nueces, avellanas, almendras, anacardos, nueces de macadamia, pistachos, piñones…

✓ Chocolate con alto porcentaje de cacao (a partir de 75 por ciento) y frutos secos (almendras, nueces, avellanas).

Ejercicio físico

Hay que empezar a mover la máquina y conseguir que el movimiento se convierta en un hábito de vida. ¿Cómo?

• Sal a caminar cuarenta minutos al día en un solo paseo o dividido en dos: veinte minutos por la mañana y veinte minutos por la tarde.

- Alarga el paseo a sesenta minutos al día y acelera el ritmo a modo de marcha activa.

- Como mínimo, tres días a la semana haz estiramientos en casa.

Estilo de vida

Es prioritario aprovechar las pequeñas ocasiones del día a día para activar el metabolismo. ¿Cómo?

- Empieza desperezándote en la cama: muévete en distintas direcciones, estírate, alarga la espalda, hazte bolita, calienta las articulaciones…, antes de poner los pies en el suelo.

- Abre la ventana o sal al porche o al jardín: respira aire puro y deja que te bañe la luz natural.

- Bebe un vaso de agua antes de desayunar.

- Acaba la ducha con agua fría.

- No cojas el ascensor salvo que tengas una lesión física.

- Mantén una buena postura corporal.

- Levántate de la silla cada veinte minutos.

- Por la tarde, enciende sólo luces bajas y tenues.

- Dedica cinco minutos a pararte y respirar profundamente.

- Por la noche, duerme a oscuras y sin móvil.

Dieta

El plan de alimentación *boost* contempla hacer sólo tres comidas al día y reducir la cantidad de carbohidratos en la dieta. El objetivo es activar la combustión de grasa de reserva y conseguir energía estable. ¿Cómo?

- Retrasa el momento del desayuno.

- Reduce los alimentos ricos en almidón.

- Incluye más grasas saludables.

- Toma desayuno, comida y cena y, si es necesario un tentempié en forma de café o té cetogénico (con mantequilla bío y aceite de coco).

Veamos algunos ejemplos de las distintas comidas del día:

Desayuno: café americano o té rojo, negro o verde. Después:

✓ Rebanada de pan de semillas con aceite de oliva y jamón.

✓ Tostada de centeno con aceite de oliva, aguacate, lechuga, pepino y salmón marinado.

✓ Revuelto de huevo con puntas de espárragos trigueros y medio aguacate.

✓ Salteado de verduras (cebolla, calabacín y puerro) con láminas de caballa en aceite de oliva.

✓ Sardinas o anchoas en aceite de oliva, medio aguacate y una rebanada de pan esenio.

✓ Huevos a la plancha con tiras de beicon ecológico con aguacate y verduras salteadas.

✓ Tortilla de jamón y ensalada de aguacate, canónigos, zanahoria rallada y *chucrut*.

✓ Pan de trigo sarraceno con aceite de oliva o mantequilla bío, caballa, sardinas, salmón y medio aguacate.

✓ Manzana asada con piñones y ciruelas pasas.

Comida: toma una pequeña cantidad de encurtidos o bebe un vasito de agua con vinagre de manzana.

✓ Empieza con una pequeña ensalada verde (rúcula, cilantro y rabanitos; variedad de lechugas; zanahoria, remolacha y semillas de calabaza) aliñada con vinagre de manzana y aceite de oliva. Después:

✓ Pescado al vapor o en papillote con verduras y un chorrito de aceite de oliva y de lino una vez servido.

✓ Pollo o pavo a la plancha condimentado con especias y acompañado de una guarnición de *chucrut*.

✓ Menestra de verduras con tiras de jamón.

✓ Ensalada de quinoa pequeña con sardinas, aceitunas y espinacas frescas.

✓ Guisantes salteados con jamón de pato.

✓ «Espaguetis» de brécol (los tallos del brécol cortados a lo largo) y pavo a la plancha condimentados con tamari y aceite de oliva.

✓ Termina con una infusión de té verde.

Cena: empieza con una taza de caldo casero. Después:

✓ Alcachofas salteadas con jamón.

✓ *Magret* de pato a la plancha y verduras salteadas (a elegir entre cebolla, puerro, calabaza, calabacín, espárrago, brécol).

✓ Verduras a la plancha y pescado al vapor (lubina, merluza, pescadilla o salmón).

✓ Sopa de apio y zanahoria, y pescado a la plancha.

✓ Crema de calabaza y pechuga de pavo o pollo a la plancha.

✓ Crema de verduras verdes y muslos de pollo al horno con limón y orégano.

✓ Calabacín pochado y merluza a la plancha.

✓ Pavo al tamari, brécol al vapor y medio aguacate.

✓ Champiñones salteados con taquitos de pato.

✓ Verduras al vapor y pescado en papillote con papel vegetal.

✓ Espinacas salteadas con gambas.

Ejercicio físico

A la base del movimiento que constituye caminar cada día y aprovechar todas las oportunidades que se presentan durante la jornada, se suma ahora el poderoso entrenamiento de fuerza. ¿Cómo?

- Sal a caminar a diario sesenta minutos al día en un solo paseo o dividido en dos: treinta minutos por la mañana y treinta por la tarde.

- Aprovecha todas las oportunidades que tengas para moverte cada día.

- Dos días a la semana: practica algún ejercicio de movimiento (yoga, pilates, tenis, pádel, natación, baile, etc.).

- Tres días a la semana: realiza ejercicios multiarticulares con pesas.

- Estira después del entrenamiento en el gimnasio o en casa.

Estilo de vida

Hay que seguir activando el NEAT y empezar a hacer un hueco real a la gestión del estrés. ¿Cómo?

- Empieza desperezándote en la cama: muévete en distintas direcciones, estírate, alarga la espalda, hazte bolita, calienta las articulaciones…, antes de poner los pies en el suelo.

- Abre la ventana o sal al porche o al jardín: respira aire puro y deja que te bañe la luz natural.

- Bebe un vaso de agua caliente en ayunas.

- Empieza el día en movimiento: da un paseo breve o haz una minisesión de estiramientos suaves.

- Acaba la ducha con agua fría en todo el cuerpo.

- No cojas el ascensor salvo que tengas una lesión física.

- Mantén una buena postura corporal.

- Levántate de la silla cada veinte minutos.

- Por la tarde, enciende sólo luces bajas y tenues.

- Evita las pantallas dos horas antes de irte a dormir o usa gafas *blue blockers*.

- Dedica quince minutos a la coherencia cardiaca.

- Por la noche, duerme a oscuras y sin móvil.

Nivel avanzado. Sigue así: plan integral de mantenimiento

Dieta

El plan de alimentación «Sigue así» contempla hacer ayuno intermitente cada día y seguir una dieta rica en grasas saludables. El objetivo es mantener activa la alternancia entre la vía de combustión de la glucosa y la vía de la grasa, y la capaci-

dad de encender y apagar las distintas rutas metabólicas.
¿Cómo?

- Sustituye el desayuno por un café o té cetogénico con mantequilla bío y aceite de coco.

- Evita los alimentos ricos en almidón.

- Incluye en la dieta gran cantidad de grasas saludables.

- Haz dos comidas principales al día en una ventana horaria de entre ocho y doce horas.

Veamos algunos ejemplos de las distintas comidas del día:

Comida: toma una pequeña cantidad de encurtidos.

✓ Empieza la comida con una pequeña ensalada verde (rúcula, cilantro y rabanitos; variedad de lechugas; zanahoria, remolacha y semillas de calabaza) aliñada con vinagre de manzana o de arroz y aceite de oliva. Después:

✓ Salmón al vapor o en papillote con brécol y champiñones.

✓ Pollo o pavo a la plancha condimentado con especias y acompañado de una guarnición de verduras al horno.

✓ Ensalada tibia (verduras cocidas o al vapor) de salmón marinado y frutos secos.

✓ Ensalada de aguacate con sardinas, aceitunas y espinacas frescas.

✓ Huevos pochados salteados con jamón de pato.

✓ Espaguetis de brécol (el tallo del brécol cortado en tiras) y pavo a la plancha condimentados con tamari y aceite de oliva.

✓ Solomillo de ternera con calabacín salteado.

✓ Termina con una infusión de té verde.

Cena: empieza con una taza de caldo casero. Después:

✓ Setas salteadas a la plancha y pechuga de pavo con espárragos.

✓ Salteado de calabacín con gambas.

✓ Crema de verduras (brécol, coliflor, acelgas) y sardinas en aceite.

✓ Pollo al curry con almendras laminadas y semillas de sésamo.

✓ Alcachofas salteadas con jamón.

✓ *Magret* de pato a la plancha y verduras salteadas (a elegir entre cebolla, puerro, calabaza, calabacín, espárrago, brécol).

✓ Verduras a la plancha y pescado al vapor (lubina, merluza, pescadilla o salmón).

✓ Sopa de apio y zanahoria, y pescado a la plancha.

✓ Calabacín pochado y merluza a la plancha.

✓ Pavo al tamari, brécol al vapor y medio aguacate.

✓ Champiñones salteados con taquitos de pato.

✓ Verduras al vapor y pescado en papillote, envuelto en papel vegetal.

✓ Espinacas salteadas con gambas.

Ejercicio físico

El entrenamiento de fuerza se convierte en parte de la higiene cotidiana y hace un combo perfecto con el de movilidad. ¿Cómo?

- Sal a caminar sesenta minutos al día en un solo paseo o dividido en dos: treinta minutos por la mañana y treinta por la tarde.

- Aprovecha las oportunidades de moverte que se te presentan a diario.

- Dos días a la semana: realiza algún ejercicio de movimiento (yoga, pilates, tenis, pádel, natación, baile, etc.).

- Cuatro o cinco días a la semana: practica ejercicios multiarticulares y específicos con pesas.

- Haz veinte minutos de estiramientos a diario.

Estilo de vida

La calidad del sueño, la exposición al frío, la naturaleza y la gestión del estrés son un *must* de la rutina de cada día. ¿Cómo?

- Empieza desperezándote en la cama: muévete en distintas direcciones, estírate, alarga la espalda, hazte una bola, calienta las articulaciones..., antes de poner los pies en el suelo.

- Abre la ventana o sal al porche o al jardín: respira aire puro y deja que te bañe la luz natural.

- Bebe un vaso de agua caliente en ayunas.

- Empieza el día con movimiento: da un paseo breve o realiza una minisesión de estiramientos suaves.

- Dúchate con agua fría por la mañana.

- Si puedes, báñate en el mar o en la piscina.

- No cojas el ascensor salvo que tengas una lesión física.

- Mantén una buena postura corporal.

- Levántate de la silla cada veinte minutos.

- Por la tarde, enciende sólo luces bajas y tenues.

- Evita las pantallas dos horas antes de irte a dormir o usa gafas *blue blockers*.

- Dedica quince minutos al día a la coherencia cardiaca.

- Incluye algún ejercicio de respiración, meditación u oración.

- En la cama: dedica unos minutos a dar las gracias por tres momentos del día.

- Duerme a oscuras y sin móvil.

Bonus: entrenar otras flexibilidades

Ya hemos visto que el cuidado de la flexibilidad metabólica y la optimización del metabolismo repercuten en la salud de una manera global, en todas las esferas de nuestra biología: física, mental y emocional. Igual que la metabólica, podemos trabajar las tres flexibilidades del cuerpo: física, mental y emocional.

Somos un todo donde unas áreas influyen en otras; en el conjunto final, se potencian y favorecen mutuamente, o bien se anulan y se perjudican si no las cultivamos como merecen. Dedicar atención a cada una de estas tres flexibilidades permite sacar el máximo brillo a todo este trabajo de puesta a punto de la maquinaria metabólica, cada una a su manera.

Flexibilidad física

La flexibilidad física nos protege de las lesiones, facilita la movilidad —en particular, el rango de movimiento para llevar a cabo los ejercicios del entrenamiento de fuerza—, alinea el cuerpo, alarga los músculos, favorece la oxigenación de los tejidos y el barrido de productos de desecho por el drenaje de la linfa y, según qué posturas incluya, activa la producción hormonal de la tiroides.

Trabajar la elasticidad o estirar es un ejercicio consciente de movilidad que involucra todos los elementos motores y supone centrarse en las distintas estructuras implicadas: músculos, articulaciones, tendones, fascias y terminaciones nerviosas. Todo ello es de gran ayuda para optimizar la práctica deportiva, ganar amplitud de movimientos, mejorar la posición, reducir las agujetas tras los entrenamientos y evitar lesiones.

Estirar en el sentido de alargar un músculo no es lo importante; lo que realmente sirve es adoptar las posiciones correctas y, desde ahí, trabajar la flexibilidad a través de los movimientos conscientes. Para ello:

- Colócate bien: de pie, tumbado, sentado o en cuadrupedia, siempre erguido, bien estirado, con una postura corporal elegante.

- Sitúa la articulación en la posición adecuada: presta atención al ángulo que debe dibujar con respecto a la pared, al suelo o al resto del cuerpo.

- Mantén el tono general: si alguien está (supuestamente) estirando y no se aprecia tono o extensión en las extremidades o en la espalda y da la sensación de estar arrugado y blando, no está estirando.

Conviene empezar con movimientos suaves para alcanzar las posiciones de máxima extensión, y llegar sólo hasta el punto donde se note tensión, sin perder la postura correcta ni sentir dolor. ¡No es una competición! Después, mantén la postura durante unos segundos, siempre enfocado. Respira. En esta posición, los elementos implicados en el movimiento dan información motora muy valiosa y es conveniente escucharla: puntos de tensión, elasticidad, dolor, comodidad articular, fuerza, resistencias, etc.

Llega un momento en que la tensión muscular disminuye poco a poco y cada ejercicio cuesta menos que el anterior. ¡Perfecto! Ha llegado la hora de ir incrementando la extensión, mantenerla unos segundos más (entre diez segundos y un minuto, según la intensidad del entrenamiento que se haya realizado y los objetivos personales) y salir de cada postura con suavidad.

En las personas que ya cuentan con un buen rango de movimiento, el trabajo de fuerza consigue conservar la movilidad. Para quienes tienen una movilidad limitada, amplitudes cortas o no pueden flexionar una articulación o estirar del todo una extremidad, es imprescindible que hagan un trabajo específico de movilidad con ejercicios cuidadosos de estiramiento o flexibilidad. Les ayudará a protegerse de posibles lesiones y les permitirá ejecutar correctamente los distintos ejercicios de fuerza de su rutina de actividad física.

Considerar el estiramiento como parte del entrenamiento y practicarlo con regularidad al acabar de entrenar o en algún momento del día reservado para ello amplía la extensión de los movimientos, logra mayor funcionalidad y evita lesiones.

Para cada actividad existe un tipo de estiramientos específicos que permiten terminar la sesión de natación, fútbol, baloncesto, baile, tenis, etc., con una rutina concreta.

También se pueden incluir estiramientos en otros momentos del día como parte de la higiene cotidiana. Por ejemplo:

- Al despertar, antes de levantarnos de la cama: ayudamos a la columna vertebral a recuperar su amplitud, cuidamos de las articulaciones y empezamos la jornada con más energía y mejor humor.

- En el trabajo, como válvula de escape: ayuda a liberar tensión y a recuperar las ganas y la capacidad de concentración.

- En las paradas durante un viaje en coche o en autobús.

- Mientras sacamos a pasear al perro.

- Después de estar tumbados o sentados durante un buen rato.

- Mientras vemos la tele, escuchamos música, hablamos por teléfono... Estos estiramientos son buenos ejercicios para acabar el día, ya que activan el cuerpo con suavidad, favorecen la liberación de tensiones relacionadas con el estrés y nos preparan para un mejor descanso nocturno.

Trabajar la flexibilidad física influye positivamente en el estado mental. ¡Y también podemos hacerlo a propósito!

Flexibilidad mental

Para mejorar la flexibilidad mental existen ejercicios específicos y pequeños gestos del día a día que promueven el desarrollo de nuevas células nerviosas y nuevas conexiones celulares. Por ejemplo, hacer pasatiempos o juegos de ingenio, aprender un nuevo idioma, tocar un instrumento o practicar un deporte que requiera coordinación ojo-mano-pelota (tenis, pádel, golf, palas, etc.). ¡Al cerebro le encanta el movimiento!

Se ha observado que salir a caminar también es muy nutritivo para las neuronas. Cuando se analiza el estado cognitivo en personas mayores en función de sus hábitos de vida, se observa un mejor resultado en los test en las que suelen salir a caminar en comparación con las más sedentarias. En las imágenes de resonancia magnética se ha comprobado que mejora el tamaño del hipocampo, el área del cerebro relacionada con la memoria y los procesos de aprendizaje. Pensar, innovar y movernos aumenta nuestra plasticidad cerebral.

También pueden ayudarnos una gran cantidad de gestos cotidianos:

- Cambiar de sitio objetos o muebles habituales, o redecorar la casa o el despacho.

- Tomar una ruta distinta para ir a la oficina, al gimnasio, a casa de nuestros padres…

- Cambiar de acera por la que pasamos todos los días o sentarnos en sitios diferentes en un auditorio, una sala de reuniones, la oficina…: el hecho de mirar desde distintos ángulos estimula diferentes áreas del cerebro, y podemos aportar un matiz nuevo a la experiencia.

¡O exponernos a la incomodidad de mirar de frente un cuadro que no entendemos! Se dice que el arte abstracto actúa como un desafío que estimula la inteligencia. Esas imágenes imprecisas no figurativas que no se corresponden con nada conocido sacan al cerebro de escenarios transitados donde se siente seguro y se estimula así el razonamiento crítico a la vez que abre las puertas del subconsciente. El arte abstracto nos libera de la realidad cotidiana y activa la plasticidad cerebral. Es un excelente ejercicio de flexibilidad mental.

Flexibilidad emocional

¿Y qué podemos hacer para mejorar la flexibilidad emocional? La clave está en la modulación del sistema nervioso vegetativo y la frecuencia cardiaca.

La frecuencia cardiaca es el ritmo al que late el corazón, y está regulada por el sistema nervioso autónomo o vegetativo, con una rama simpática y una parasimpática. En reposo, la función del corazón está en predominio parasimpático, bajo el control del nervio vago. Durante el sueño, la relajación, la digestión o la atención centrada predomina en este sistema vagal.

Cuando tenemos que hacer frente a una situación desagradable —un susto, una agresión, una enfermedad o el enfado o la rabia—, toma el protagonismo la rama simpática. Así, el corazón puede aumentar la frecuencia cardiaca y llevar más sangre a los tejidos encargados de responder, como los músculos para salir corriendo o las glándulas suprarrenales para producir adrenalina y ponernos en estado de alerta, coger fuerzas y atacar. También se activa el sistema nervioso simpático con el ejercicio, y por eso se acelera el corazón cuando corremos o levantamos peso.

En estado de salud, el sistema nervioso simpático y parasimpático actúan en equilibrio como las riendas de un caballo, tirando o aflojando según las diferentes funciones corporales que deban regular. En estado de estrés o enfermedad, esta alternancia se altera y se da un predominio simpático que, en el corazón, desestabiliza el sistema eléctrico de conducción de los impulsos nerviosos y el latido cardiaco.

El corazón funciona a modo de bomba alternando entre dos fases:

1. **Relajación:** se llena de la sangre que recibe desde todo el organismo.
2. **Contracción:** impulsa la sangre renovada para que pueda llegar de nuevo a todos los órganos y tejidos.

El latido cardiaco se corresponde con ese bombeo de la sangre por la contracción cardiaca. Es lo que se percibe como un impulso o un golpecito en los vasos sanguíneos, por ejemplo en la muñeca o en el cuello. El número de veces que late el corazón en un intervalo de tiempo es la frecuencia cardiaca, y se mide en LPM: latidos por minuto.

En un estado de salud global, el corazón no late a una frecuencia fija, sino que va variando de forma coordinada con la respiración y los estímulos del entorno. Esto refleja el buen equilibrio simpático-parasimpático del sistema nervioso que lo regula. De esta manera, la frecuencia cardiaca no es una suma rígida de latidos idénticos, sino un conjunto de ondas variables que constituyen un patrón coordinado.

Pongamos que en una medición se obtiene una frecuencia cardiaca de 60 LPM: no significa que el corazón lata una vez cada segundo. El intervalo entre un latido y otro es de un segundo unas veces, de un segundo y un poquito más otras, y de un segundo y un poquito menos en algunas ocasiones.

En estado de salud, los sistemas simpático y parasimpático producen una curva de oscilaciones ordenada, ondulada y suave de variabilidad de la frecuencia cardiaca (VFC) con un desplazamiento global hacia un predominio parasimpático por la inervación cardiaca por el nervio vago. Esto también ocurre en situaciones de emociones positivas de tranquilidad, relajación, agradecimiento.

En cambio, en estado de enfermedad, situaciones de estrés o emociones negativas como la rabia, por ejemplo, la curva de VFC es errática y rígida, reflejo de un funcionamiento desequilibrado del sistema nervioso autónomo con predominio de la rama simpática.

Necesitamos un sistema nervioso autónomo flexible, dinámico y que se adapte con facilidad a los estímulos que recibe para responder adecuadamente en momentos de estrés y también para adaptarse a las condiciones de reposo y regeneración.

La importancia de la VFC radica en que es un indicador muy sensible del estado de salud y forma física: puede predecir el riesgo de padecer enfermedades como la resistencia a la insulina o la obesidad, o, en personas con enfermedades cardiovasculares, el riesgo de desarrollar complicaciones importantes como arritmias o infartos. Además, puede decirnos cómo seremos capaces de afrontar las experiencias del día a día:

- Si la VFC es alta, se puede afrontar un día más exigente, con más actividades de lo habitual, entrenar fuerte, meter más carga en los ejercicios de fuerza, hacer más apneas en la piscina, quedar con los amigos al salir de la oficina o tener esa reunión de trabajo tan importante...

- Si está baja, lo mejor es reducir el ritmo: un entreno más suave, nada de artes marciales después del trabajo y mejor no enfrentarse a esa persona conflictiva.

- Si está muy muy baja, el estado de salud es pobre o el cognitivo o emocional es negativo, lo mejor es tomarse las cosas con calma, darse un buen paseo por un entorno natural, hacer algún ejercicio de respiración o relajación, estirar y meterse en la cama lo antes posible.

Otra ventaja de la VFC es que nos puede ayudar a mejorar la salud y la calidad de vida porque se puede entrenar, y esto repercute en la salud global a través de la salud del aparato cardiovascular y del sistema nervioso. Ésa es la flexibilidad emocional tan valiosa para nuestra salud global.

Para mantener un perfil saludable de la VFC, las herramientas que han demostrado ser más seguras y potentes son la relajación y el mantenimiento consciente de una actitud positiva y de agradecimiento ante la vida, además de los ejercicios de coherencia cardiaca: ese estado de armonía existente entre el corazón y el cerebro, con una repercusión tan profunda en la salud global.

¿Cómo se puede entrenar la coherencia cardiaca? Con este ejercicio sencillo:

- Reserva quince minutos en tu agenda.

- Elige un lugar tranquilo donde te sientas a salvo, seguro, en calma, y asegúrate de que no te vayan a molestar durante tu sesión de coherencia cardiaca. Avisa a las personas con las que vives de que te vas a dedicar un rato, y pídeles que no te molesten.

- Pon una música suave a volumen bajo o céntrate en el silencio.

- Siéntate en una postura cómoda, con la espalda erguida, pero sin tensión.

- Comienza con unos minutos de respiración consciente en los que prestes toda tu atención a tomar aire y expulsarlo. Siente cómo te llena el abdomen y te renueva, y cómo el aire viejo se va y te vacías del todo.

- Sigue respirando y lleva ahora tu atención al pecho. Quédate así unos minutos. Piensa y siente cómo se llenan los pulmones con la entrada de aire y cómo se vacían con su salida, cómo es el latido de tu corazón, las sensaciones de la ropa sobre la piel...

- Añade ahora otro componente: la emoción. Evoca una situación que fuera agradable para ti: un episodio divertido, feliz, tranquilo, amoroso, de gratitud... Recuérdalo y vuelve a sentirte como en ese momento. Llénate de esa emoción mientras sigues respirando y sintiendo la zona del pecho. Trata de inundarte de ese sentimiento positivo y haz que se expanda por todo tu cuerpo con la respiración y el latido cardiaco. Lleva esa alegría, felicidad, paz, amor, gratitud, conexión, plenitud, abundancia, belleza, grandeza, confianza o fe a todo tu ser.

- Quédate respirando tranquilamente durante unos minutos, en calma, sin prestar atención a nada en particular más que al lugar y el momento en que te encuentras. Ve volviendo poco a poco ahí.

Este ejercicio se puede practicar a diario una o dos veces al día, por la mañana y por la noche. Aporta una maravillosa sensación de bienestar y es una gran ayuda tanto para afrontar las posibles dificultades cotidianas (en práctica matutina) como para descansar mejor y recuperarse de las posibles dificultades de la jornada (en práctica vespertina) y proporciona grandes beneficios para la salud y el bienestar. ¡Es una inversión muy rentable!

Además, una vez te entrenes en el manejo de la coherencia cardiaca, podrás recurrir a ella en momentos puntuales de dificultad: te la puedes llevar al trabajo para desenvolverte mejor en una reunión importante, a la consulta del médico que tanto asusta, al cumpleaños infantil que hace desesperar por tanto ruido, al atasco en la carretera que te pone de tan mal humor, a la cola del supermercado que parece una pérdida de tiempo, al escenario de ese salón de actos en el que se va a impartir una conferencia y a tantas situaciones que pueden influir en la calidad de vida.

Se trata de una experiencia de conexión, armonía y equilibrio a través del entrenamiento de la plasticidad emocional.

Despedida

Uno de los mejores regalos que me ha dado la nutrición ha sido cumplir el sueño de mi infancia. De niña soñaba con hacer natación sincronizada. Pasaba horas en el agua, buceaba, daba volteretas, hacía el pino. Me quedaba hipnotizada viendo a esas sirenas-deportistas de las muy pocas competiciones que se retransmitían por la televisión. ¡Yo quería ser una de ellas! Pero mis circunstancias familiares no me lo permitieron. Luego me metí en esta aspiradora que es la medicina y no hubo espacio para nada más.

Cumplidos los treinta, asumí que sería mi espinita clavada en el corazón. Tendría que irme de este mundo sin haber probado lo que tanto me atraía. Sin embargo, a los treinta y tres años se me presentó la oportunidad. ¡No me lo podía creer! Ya era mayor, era médico —¿y si me veían los pacientes?—, impartía conferencias, era una persona seria y responsable ¡¿Y esta locura?! Hacer natación sincronizada era tan importante para mí que todo eso me dio igual.

Por suerte, unos años antes me rompí… Había sufrido un agotamiento suprarrenal que me obligó a parar. Ésa fue una de las decisiones más difíciles de mi vida: dejar a un lado la carrera prometedora por la que había luchado tanto, entregado tanta energía, tanto esfuerzo, tanto tiempo, tantas penas y centrarme en mí. Parar y cuidarme.

Recuerdo la sensación de vacío que sentí y el miedo ante la incertidumbre. Por primera vez en muchos años, no tenía una lista de tareas que hacer y metas que cumplir. Sólo un gran y único objetivo: cuidar de mí, la persona que menos me había importado y (ahí comprendí) ¡la más importante de mi vida!

Durante meses me dediqué a comer, dormir y dar paseos por la playa. No tenía energía para nada más. Algo tan sencillo como comer bien, descansar y pasear era justo lo que podía curarme. ¡Y mucha paciencia!, porque un proceso de este tipo requiere tiempo.

La nutrición fue el eje de mi tratamiento. Descubrí que lo que había estado haciendo, creyendo que era muy sano (como comer un montón de fruta, alimentarme a base de cereales, beber leche y no probar apenas la carne o el pescado), me había debilitado, así que tuve que poner mi dieta patas arriba para restaurar todo el sistema. Se me rompieron los esquemas, pero me atreví a probar.

Cuando estuve algo mejor, decidí ahondar en este campo y saber más. Como médico, me parecía fundamental conocer el papel de la nutrición en la salud y la enfermedad. Resultó que había alimentos que enferman y otros que ayudan a curar, que había enfermedades relacionadas con alimentos concretos, que la forma de cocinar la comida —¡e incluso la manera de combinarla!— tenía un impacto en la salud, y no sólo física, sino también mental y emocional.

De pronto encontré respuestas que la medicina convencional no me había dado antes, en mis años de trabajo asistencial en el hospital y en la investigación clínica, y vi legítimas mis preguntas de científica chiflada que habían surgido ante el microscopio.

No era locura, sino un cambio de paradigma. Pasar a pensar de manera global, dejar de vernos como objetos, algo externo real sólo en la medida en que podemos testarlo con pruebas objetivas diagnósticas, y empezar a integrar todas las dimensiones —física, mental y emocional— en una persona-todo real.

Para lograrlo, debía volver a los orígenes, rescatar el arte de la medicina antigua, global, integradora, aquella que otorgaba a la alimentación y a los hábitos de vida un papel central en el tratamiento y la prevención de las enfermedades.

Y ahí estaba yo, a principios de los 2000, con mi proceso personal y viviendo este cambio de chip profesional. Me tocaba dar otro paso y atreverme a ser la médico renovada del siglo XXI, unir mi conocimiento científico como médico y patóloga con el nuevo adquirido desde la nutrición y algunas disciplinas de la medicina complementaria. Sólo así podría dar respuesta a las necesidades de los nuevos pacientes, y a las mías. Acabé abriendo una consulta de medicina integrativa para atender de manera global a las personas que buscan mejorar su salud y su calidad de vida.

Y al cabo de unos años llegó la sorpresa de la natación sincronizada.

Por los cambios de vida que había ido aplicando, tenía un físico que me permitía intentar esta disciplina: estaba fuerte y tenía energía, resistencia, elasticidad, capacidad de coordinación, amplitud respiratoria… Así que empecé a entrenar con niñas que me llegaban a la cintura, luego enlacé un cursillo con otro, y luego otro y otro. Y ya nunca lo dejé. Conocí a una de esas admiradas sirenas que habían hecho historia en el deporte español y aceptó ser mi entrenadora personal durante varias temporadas. He participado en exhibiciones y competiciones y he acabado en un grupo máster con algunas de aquellas niñas que empezaron conmigo y hoy son mujeres universitarias. ¡Mi gran aventura de la sincro!

Nos merecemos hacer realidad nuestro potencial, hacer que germine la semilla que llevamos dentro y cumplir nuestro propósito. La vida es encontrar lo que realmente somos y convertirnos en eso. ¡En nosotros mismos!

Hace poco una conocida se sorprendió al saber que hago el *spagat* (fue lo bastante cuidadosa como para no añadir «a tu edad»). ¡Sí, es genial! Pero para mí hay otra flexibilidad aún más importante: la que me permitió pasar de tener que comer cada tres horas a contar con energía estable, hacer entrenamientos de fuerza y ayuno intermitente y cumplir el sueño de mi infancia.

Necesitamos conservar esa plasticidad metabólica que nos mantiene sanos y activos, ese sistema de componentes que interactúan sin cesar en nuestro interior para manejar las fuentes de energía y los requisitos que tenemos en la salud y la enfermedad.

Desvelar los determinantes clave de la flexibilidad metabólica descubre dianas terapéuticas para detener el auge de las enfermedades crónicas actuales. Por otra parte, sirve para prolongar tanto la esperanza de vida como la de salud: ser fuertes, inteligentes y felices durante toda la vida.

Debido a la disparidad genética y epigenética de los humanos y a la gran variedad en las formas de vivir, no se puede pensar que existe un único camino para mantener la homeostasis energética. Cada persona tiene un universo metabólico en su interior.

Está claro que aún queda mucho por hacer y que puede resultar abrumador. Si nos quedamos con los análisis reduccionistas sobre los resultados obtenidos en los estudios científicos y las investigaciones centradas en la búsqueda del efecto de un único nutriente, llegaremos a conclusiones engañosas y tal vez renunciemos a algo tan valioso como el cultivo cotidiano de la elasticidad metabólica. Debemos ampliar nuestro punto de mira.

Las nuevas tecnologías están permitiendo comprender mejor todas estas complejas interacciones entre la genética, la epigenética, las rutas metabólicas, la mitocondria, la dieta, el ejercicio físico y el estilo de vida. Podemos vivir nuestra mejor versión. ¡Optimizar el metabolismo y recuperar la flexibilidad metabólica está a nuestro alcance! Y es nuestro derecho.

Este libro quiere ser un aporte a este desafío. Desde lo invisible, mimar toda esa maquinaria prodigiosa que trabaja en nuestro interior sin pausa para que podamos dar lo mejor de nosotros, y que se haga visible en nuestras capacidades y en nuestros sueños hechos realidad.

Fuentes y agradecimientos

Dejo aquí algunos de los artículos científicos y obras que me han ayudado en la escritura de este libro. Anotar todos y cada uno de ellos resultaría excesivo y dejaría de cumplir con la función de servir como última información práctica y complemento sobre el entrenamiento de la flexibilidad metabólica y las herramientas para optimizar el metabolismo.

Quienes deseen saber más sobre este tema, pueden consultar los siguientes:

- Reuben L. Smith *et al.* y su completo artículo de revisión: «Metabolic flexibility as an adaptation to energy resources and requirements in Health and Disease», *Endocrine Reviews*, agosto de 2018.

- Los libros del doctor Jason Fung sobre el modelo bicompartimental, como, por ejemplo, *El código de la obesidad. Descifrando los secretos de la pérdida de peso*, Málaga, Sirio, 2017.

- Sobre la mitocondria, los estudios del doctor Tomás Álvaro Naranjo.

- William Bloom y Don Fawcett, *Tratado de histología*, Madrid, Mc Graw-Hill, 1989.

- Doctor David Rakel y su libro *Medicina integrativa*, Barcelona, Elsevier, 2009.

- Un clásico para los médicos: *Compendio de fisiología médica*, de Arthur C. Guyton y John E. Hall, Barcelona, Elsevier, 2021.

- Peter Vaupel y su artículo sobre el efecto Warburg: «Revisiting the Warburg effect: historical dogma versus current understanding», *The Journal of Physiology*, Londres, The Physiological Society, marzo de 2021.

- Sobre la dieta cetogénica: *Ketogenic diet and metabolic therapies*, de Susan A. Masino, Oxford, Oxford University Press, 2016.

- Sobre la medicina metabólica: *Metabolism of human diseases*, de Eckhard Lammert, Luxemburgo, Springer, 2014.

- Los trabajos de los doctores Peter Attia e Íñigo San-Millán acerca del impacto del ejercicio físico en la salud y el metabolismo.

Es muy difícil resumir en unas cuantas fuentes las referencias bibliográficas de este libro. Es el fruto de años de dedicación como médico, patóloga, médico integrativa y máster neural. Son libros, cursos, congresos, conferencias y *papers* de esos y otros muchos autores que hacen que me sienta a hombros de gigantes. Por todos ellos siento un profundo agradecimiento, y animo al lector curioso a conocer sus trabajos.

Su labor de investigación ha supuesto para mí una información muy valiosa que me ha permitido ahondar en el conocimiento de la naturaleza humana, ver más allá y mejorar la mía, además de acompañar a otras personas en la búsqueda de su salud global tanto en la consulta como a través de las redes sociales en los años dedicados a la divulgación.

Todas estas personas anónimas también forman parte de esta obra, y agradezco de corazón la confianza que depositaron en mí, su humanidad y su valiente ejemplo de superación. ¡Gracias!

A todos: ánimo, fuerza, coraje e ilusión para seguir avanzando por el camino continuo de la salud y el bienestar. ¡Por nuestra mejor versión!

Queremos compartir más momentos contigo.

Únete a la comunidad de PenguinLibros y encuentra tu siguiente lectura.

¡Únete hoy!

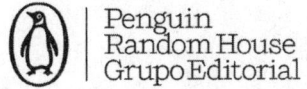

Penguin
Random House
Grupo Editorial